L'EAU

LES

MALADIES QUE L'ON PEUT EMPÊCHER

ET LE FILTRAGE

PAR

P. A. MAIGNEN

MEMBRE DE LA SOCIÉTÉ DES ARTS, LONDRES
DE LA SOCIÉTÉ DE L'INDUSTRIE CHIMIQUE, LONDRES
DE L'INSTITUT SANITAIRE DE LA GRANDE-BRETAGNE

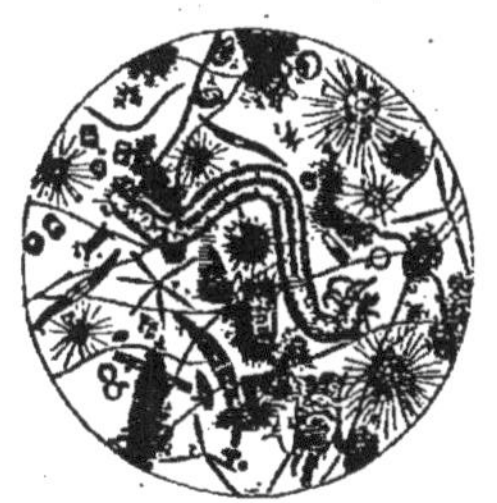

COMPAGNIE GÉNÉRALE
DE
FILTRAGE DES EAUX DE LA VILLE DE PARIS
Rue du Bac, 83, PARIS

1886

PRIX : 0 FR. 50.

L'EAU

LES

MALADIES QUE L'ON PEUT EMPÊCHER

ET LE FILTRAGE

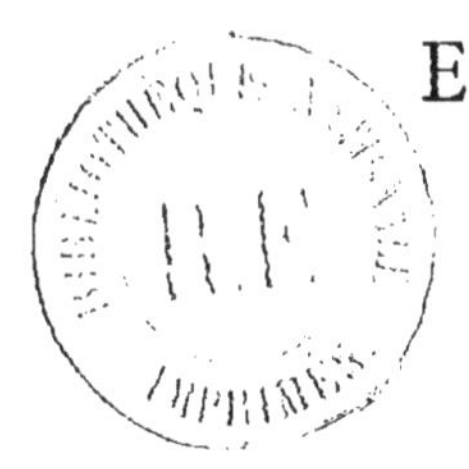

PAR

P. A. MAIGNEN

MEMBRE DE LA SOCIÉTÉ DES ARTS, LONDRES
DE LA SOCIÉTÉ DE L'INDUSTRIE CHIMIQUE, LONDRES
DE L'INSTITUT SANITAIRE DE LA GRANDE-BRETAGNE

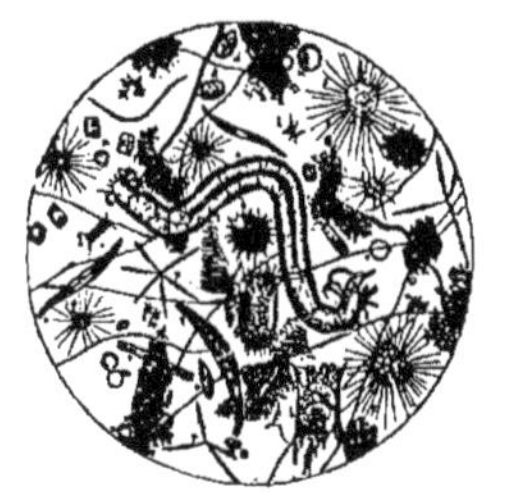

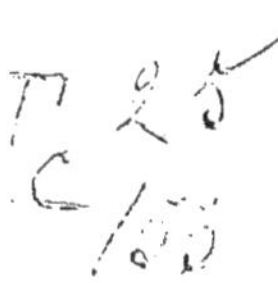

COMPAGNIE GÉNÉRALE
DE
FILTRAGE DES EAUX DE LA VILLE DE PARIS
Rue du Bac, 83, PARIS

1886

PRIX : 0 FR. 50.

PRÉFACE

DE LA PREMIÈRE ÉDITION

Dans les quelques pages qui suivent nous n'avons pas pu développer comme nous l'aurions désiré les différents sujets traités. Cependant nous pensons en avoir dit assez pour bien faire comprendre notre but et le principe sur lequel repose la construction de nos appareils. Nous espérons, dans une prochaine édition, pouvoir nous étendre plus longuement, énumérer avec plus de détails les impuretés qu'on trouve dans les eaux dites potables et montrer de quelle manière nos appareils permettent de les éliminer.

On trouvera, dans les pages qui suivent, la description des appareils destinés aux Compagnies d'eaux, aux grandes industries, aux hôtels et aux grands établissements publics et privés, à l'épuration des eaux dites dures. Nous décrirons les filtres spéciaux fournis à l'armée anglaise, et qui ont rendu de si grands services aux troupes de lord Woiseley sur le Nil. En attendant, nous serons très heureux de donner des devis et tous les détails que l'on nous demandera sur les différentes applications de nos appareils.

P. A. MAIGNEN.

32. St. Mary at Hill.
Londres. Janvier 1886.

Prière d'adresser toutes communications d'affaires à la Compagnie Générale de filtrage des Eaux de la ville de Paris, 83, rue du Bac, Paris.

L'EAU

LES

MALADIES QUE L'ON PEUT EMPÊCHER

ET LE FILTRAGE

POLLUTION DES EAUX POTABLES

L'eau répandue à la surface terrestre, en se vaporisant, donne naissance à des condensations gazeuses qui, sous l'influence de diverses conditions atmosphériques, retombent sur la terre à l'état liquide sous forme de pluie ou de brouillard, etc.; telle est la source première des eaux potables.

En tombant sur la terre, la pluie est souillée par les impuretés qu'elle rencontre dans l'air, sur les toits des habitations, sur les chemins et les champs. Quelquefois les puits d'eaux potables sont pollués par le trop plein ou les fuites des fosses ou puisards avoisinants.

La fig. **A** montre un exemple assez fréquent dans les campagnes.

Les immondices des lieux s'infiltrent à travers le sable et viennent corrompre l'eau du puits.

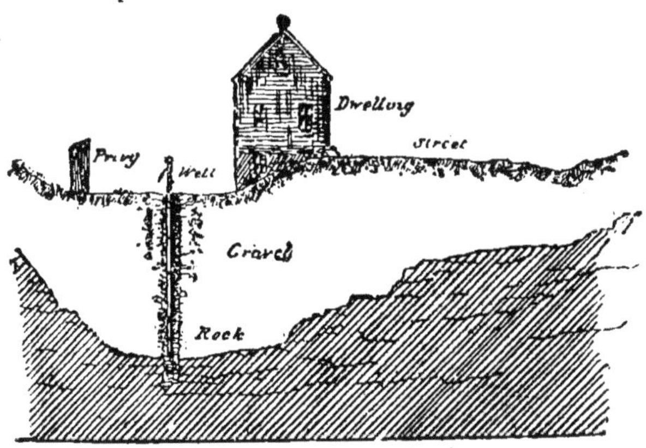

Fig. **A**.

Le cas représenté ici est extrait du Rapport du Bureau d'Hygiène de Massachusetts. *Il y eut douze cas de fièvre typhoïde parmi les personnes prenant l'eau a ce puits, qui devint un centre d'infection pour tout le voisinage.*

La fig. **B** donne un exemple également commun. Un cours d'une eau excellente venant de la montagne, alimente une maison d'habitation et plus loin tout un village.

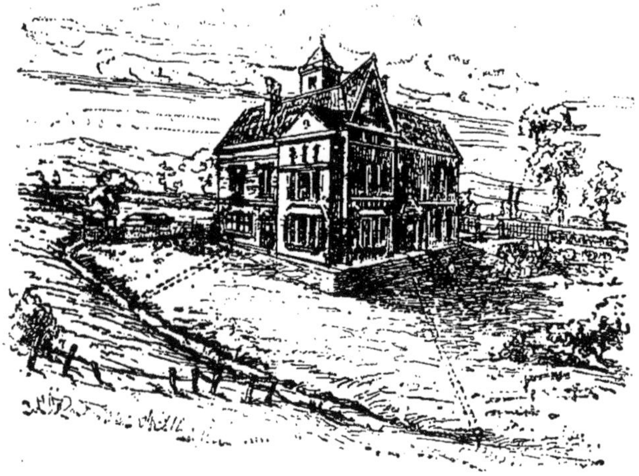

Fig. B.

Un mauvais arrangement des égouts et le trop plein d'un puits perdu indiqué par les lignes pointées) souillent l'eau, qui devient ainsi dangereuse pour les habitants du village plus bas.

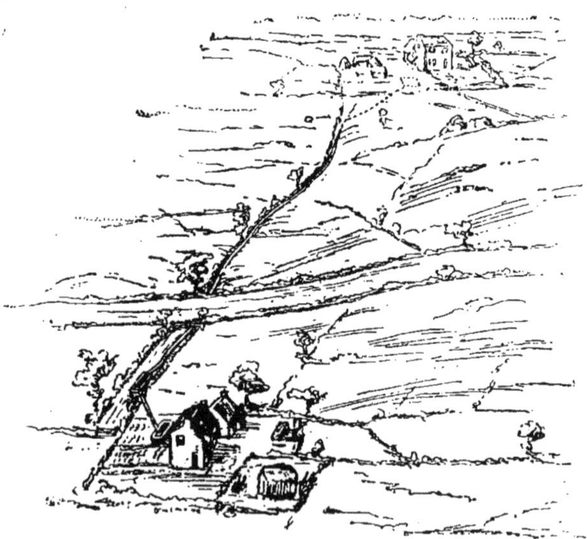

Fig. C.

Cette illustration montre un troisième exemple observé par M. Parry, de Liverpool. Il y a deux fermes sur le même cours d'un ruisseau. La ferme en aval a un réservoir le long de la route pour abreuver le bétail et tout à côté de l'habitation un autre réservoir pour l'usage domestique.

Les deux réservoirs sont alimentés par le même ruisseau que l'on voit descendre de la ferme en amont. Le bétail refusa de boire, et on s'aperçut d'une mauvaise odeur dans l'eau de la maison.

Les immondices de la ferme du haut étaient accumulées dans un puits perdu qui était rarement vidé, de sorte que le trop plein s'en allait régulièrement dans le ruisseau!

Les fossés, les cours d'eau et les rivières charrient toujours des impuretés de toute nature.

Aux impuretés qui se mêlent à l'eau des rivières provenant des champs, des chemins et des habitations, il faut ajouter celles qui proviennent de la décomposition des herbes aquatiques. On sait qu'il est dangereux de se baigner dans certaines rivières pendant la canicule, parce que les herbes ont commencé à se décomposer; cette eau donne souvent les fièvres aux baigneurs.

S'il est dangereux de se baigner dans l'eau de rivière à cette saison, à plus forte raison il doit être bien dangereux de la boire. Et cela est prouvé par ce fait que les villes, villages ou habitations qui n'ont d'autres sources d'eau potable que les rivières sont toujours exposés à des épidémies de fièvres aux approches de l'automne.

LES MALADIES QUE L'ON PEUT EMPÊCHER

Grand est le nombre des maladies causées par les eaux impures. La diarrhée et la dyssenterie sont produites par les particules d'argile, de sable et de marne, et par les matières organiques animales et végétales en suspension que l'on trouve dans une rivière en crue.

Les fièvres paludéennes, les affections du spleen, les maladies de la peau, les éruptions et les ulcères sont souvent attribuables aux détritus végétaux contenus dans les eaux marécageuses.

Le choléra, les fièvres jaune et typhoïde, les érysipèles, les ulcères de la gorge, la diphtérie sont le résultat de germes spécifiques qui se trouvent dans l'eau.

Ces maladies *peuvent toutes être empêchées* si l'on s'abstient de boire de l'eau impure.

Les épidémies de choléra qui ont régné en Égypte, à Toulon, à Marseille, à Naples et en Espagne ont été distinctement attribuées à la mauvaise qualité des eaux.

Le général Hunter dans son rapport en date du 19 août 1883 dit : « l'examen chimique et microscopique de l'eau, à Damiette, prouve que l'eau bue par les habitants était à ce moment-là, à l'état de putréfaction. L'eau du Nil au Caire, en juillet, avant la crue du fleuve et à l'époque du commencement de l'épidémie du choléra, était également à l'état putride.

« Avant tout, dit le Dr Buchanan, en ce qui concerne le choléra, il existe un grand danger dans les eaux qui sont le moins du monde souillées par les détritus des maisons ou tous autres immondices, par exemple lorsque le trop plein ou les fuites des égouts, des fosses, des puits perdus et des fossés, passent dans les sources, dans les ruisseaux, dans les puits ou dans les réservoirs desquels on tire les eaux potables ou dans *le sol qui entoure les puits.* Ce danger peut exister en petit (mais il peut se renouveler souvent dans le même endroit) à la pompe ou au puits d'une habitation, ou en grand et sur une vaste échelle dans les réservoirs des compagnies des eaux.

« Toute matière rendue par un malade cholérique ou fébrile est infectieuse; et la moindre quantité trouvant accès aux puits ou autres sources d'eau potable communique à des volumes énormes d'eau le pouvoir de propager la maladie. »

Le phénomène spécial et distinct de chaque maladie, dit le Dr Parkes, est généralement suivi de l'affection spéciale de quelques parties du corps, et ce sont ces parties qui contiennent la matière contagieuse. Dans ces parties il se produit une croissance rapide, et si les parties sont extérieures, des détachements fréquents. « Le pus et l'épiderme de la petite vérole ; l'épiderme et « l'épithélium de la bouche et de la gorge dans la fièvre scarlatine ; les sécré« tions de la peau et des bronches dans la rougeole ; les déjections de la fièvre « typhoïde et du choléra sont des exemples frappants. » Ces parties du corps sont donc des lits d'infection d'où sortent les particules de contagion en plus grande quantité. Les parties du corps ainsi rejetées et contenant la contagion passent dans l'air et trouvent leur chemin facilement dans la nourriture ou dans l'eau, et de cette façon sont introduites dans le système en respirant, en buvant ou en mangeant, ou par des parties déchirées de la surface du corps.

Les germes du choléra ont été découverts par le Dr Kock et autres dans l'eau d'alimentation des cholériques et retrouvés dans les déjections des malades, ce sont des *bacilles* ressemblant à des virgules. Ces germes passent dans les organes alimentaires où ils se multiplient d'une façon incroyable, à la faveur de la chaleur et de l'humidité du corps, produisant dans un espace de temps excessivement court la prostration complète du malade.

Les germes de fièvres qui entrent avec l'eau passent vite dans le sang aux dépens duquel ils se multiplient, le corrompant entièrement et laissant toujours le malade très faible et susceptible de toutes sortes de désordres quand la fin n'est pas fatale.

LES IMPURETÉS DE L'AIR ET DE L'EAU

Le pouvoir absorbant de l'eau est bien connu. Les rivières, les lacs, les réservoirs et tout récipient contenant de l'eau sont constamment exposés à recevoir ce qu'on appelle *la poussière*, mais ce qui n'est en grande partie que des germes de vie qui ne demandent que de l'humidité pour développer leur vitalité, comme le grain qu'on sème dans les champs.

Le tableau qui suit (Fig. D) montre une expérience faite par M. le professeur Tyndall.

Trente verres contenant une infusion claire de oin, furent exposés à l'air de son laboratoire le 23 octobre 1875.

Le 26, des signes de vie apparurent dans plusieurs des verres; le 27, tous les tubes étaient plus ou moins louches; le 29, ils étaient tous troubles, c'étaient des germes de l'air qui étaient tombés successivement dans les verres ou ils avaient trouvé des conditions convenables à leur développement. On estime qu'au moins 30,000,000 de germes vivants tombèrent dans ces trente verres dans le cours d'une journée.

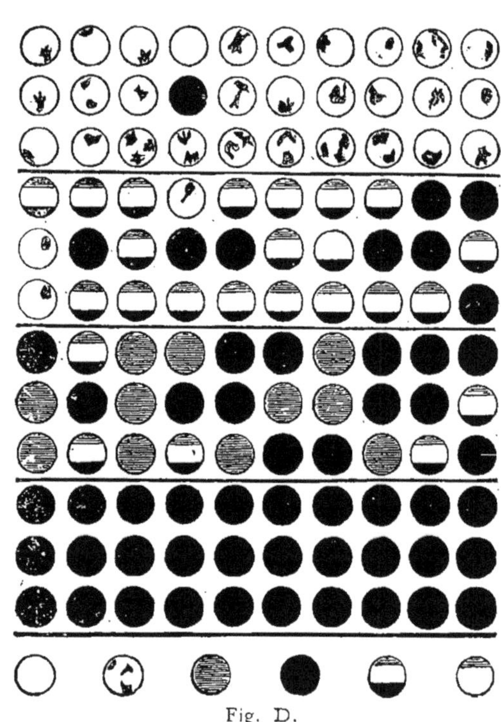

Fig. D.

La même expérience a été aite dans un espace dont on avait purifié l'air, et tous *les verres sont restés parfaitement limpides pendant des mois.*

« Les germes de l'air, dit le professeur Tyndall, diffèrent beaucoup entre eux dans leurs dispositions à se développer. Il y en a des jeunes et des vieux, des secs et des mouillés. La même infusion ou la même eau infectée par ces différents germes demande plus ou moins de temps pour développer la vie bactérique. Ceci explique la différence de la rapidité avec laquelle les maladies épidémiques agissent sur différentes personnes. Dans certains cas la période d'incubation, si on peut l'appeler ainsi, est longue; dans d'autres elle est courte, la différence dépend des différents degrés de préparation de la matière contagieuse. »

Tant que ces graines de contagion ou germes sont dans l'air ils sont relativement sans danger, ils sont arrêtés par le filtre naturel qui existe dans les organes nasaux.

De plus, comme nous l'avons déjà vu, ces germes demandent une période d'incubation plus ou moins longue dans un milieu humide pour les amener au degré des bactéries qui sont dans l'eau. Dans l'eau ils sont déjà mouillés et prêts, lorsqu'ils arrivent dans le système humain où ils trouvent le degré de chaleur qui leur convient, à passer à l'état d'organisme parfait.

Il faut de huit à quinze jours après l'entrée du poison typhoïde par l'air avant que le malaise précurseur se fasse sentir, tandis que lorsque le typhus est pris avec l'eau, deux ou trois jours seulement s'écoulent avant l'apparence des symptômes de la maladie.

Le Dr Parkes dit encore que l'opinion de certaines personnes, que les germes de l'air peuvent engendrer directement le choléra, est opposée a tout ce que l'on sait de l'histoire de cette maladie. Les germes peuvent être dans l'air, mais dans ce milieu ils ne sont pas dangereux. Ce n'est que lorsqu'ils entrent dans la circulation par la boisson, qu'ils deviennent morbifiques. Le Dr Kock a prouvé que les bacilles-virgules qu'il a découverts dans un réservoir d'eau à Calcutta étaient la cause du choléra; qu'ils étaient introduits dans les intestins avec l'eau bue, que l'apparence des parasites correspondait avec le commencement de la maladie; qu'ils augmentaient en nombre à mesure que la maladie gagnait en intensité, et disparaissaient avec l'amélioration de l'état du malade.

Les fièvres aigüe et jaune ne sont pas dues aux impuretés de l'air, mais à la mauvaise eau. Cette opinion est démontrée par des centaines de cas cités par le Dr Parkes, dont voici un exemple. « Une frégate française prit de l'eau « à San-Yago où régnait la fièvre jaune qui comme on le sait est due à l'action « des matières végétales en décomposition. — Quelques jours après la fièvre « jaune éclata à bord avec une telle violence que les deux tiers de l'équipage « furent atteints. La preuve que la maladie avait bien été causée par l'eau, « c'est que les personnes qui vivaient avec le capitaine échappèrent toutes et « elles ne buvaient que de l'eau dont l'approvisionnement avait été fait en « Europe. »

M. Pasteur, qui plus que tout autre a élevé la théorie des microbes (ou germes) au rang d'une science positive, nous assure « qu'il est au pouvoir de

« l'homme de faire disparaître de la surface du globe les maladies para-
« sitaires. »

Et en effet, si on pouvait empêcher ces germes d'entrer dans le corps, surtout avec l'eau, on verrait bien moins de ces maladies-là.

Un savant anglais disait dernièrement : « La quinine est donnée en cas
« de fièvre pour empoisonner les microbes qui en sont la cause, mais il y a
« beaucoup d'espèces de microbes qui ne sont pas tués par une solution de
« quinine, il faut des poisons d'autre nature et beaucoup plus irritants pour
« les détruire. »

« Il devient donc, continue le protesseur Ray-Lankester, très inté-
« ressant de trouver ces poisons-là.

« Peut-être que parmi eux nous en trouverons qui pourront tuer les
« microbes de la phtisie, de l'érysipèle, des glandes, de l'anthrax, et des autres
« maladies qui affligent l'humanité, sans toutefois faire de mal au corps de la
« victime dans laquelle ces parasites infinitésimes font leur travail mortel. »

Eh bien! chers lecteurs, nous pensons que vous serez de notre avis : qu'il vaut bien mieux priver l'eau que nous buvons, de tous microbes et autres impuretés, que de les laisser entrer avec l'eau et les attaquer, hélas! quand il est trop tard, dans notre corps.

On a bien parlé de faire bouillir l'eau avant de la boire, mais ainsi on la prive d'oxygène et d'acide carbonique; on la rend très insipide et indigeste, et de plus on sait que certains des microbes en question résistent à l'ébullition.

Nous devons donc avoir recours à une pratique absolument certaine et facile pour enlever à l'eau toutes les impuretés nocives.

Outre les microbes et les autres impuretés en suspension, il y a souvent d'autres matières nuisibles dans les eaux dites potables. Ce sont les matières organiques en dissolution qui proviennent de la décomposition des corps animaux ou végétaux et qui donnent une disposition putride et morbide au sang et aux organes alimentaires; ou des gaz qui proviennent de la même source tels que l'ammoniaque et l'hydrogène sulfuré, et enfin des matières minérales ou métalliques en dissolution dans l'eau.

Nous nous proposons, dans les quelques pages qui vont suivre, de montrer comment il est possible à peu de frais d'enlever à l'eau potable tout ce qu'elle peut contenir de nuisible à la santé.

LE FILTRAGE

Les livres ont dit jusqu'ici : Le filtrage est une opération mécanique qui consiste à séparer des liquides les matières étrangères et non dissoutes, qu'ils peuvent contenir.

Et à en juger par les appareils employés jusqu'à présent en petit ou en grand, cette dénomination paraît être assez correcte. Mais nous espérons que les livres hygiéniques de l'avenir diront :

Le filtrage des eaux potables bien compris, doit purifier l'eau aussi bien que la clarifier. Il faut que la matière filtrante absorbe ou autrement arrête non seulement toutes les matières en suspension, mais aussi les matières organiques en dissolution, les gaz nuisibles et les impuretés métalliques. Nous consacrerons un chapitre spécial aux eaux qui contiennent un excès de sels de chaux ou de magnésie en dissolution.

Dans les arts et les industries on se sert depuis un temps immémorial de filtres. — L'étymologie du mot filtre le fait remonter au mot feutre, c'est-à-dire *laine feutrée;* en saxon et en anglais on dit *felt,* en suédois *filt,* en italien *feltro,* en latin *filtrum* ou *feltrum,* et tout le monde connait la vieille chausse en *feutre.*

Le filtrage des eaux en petites quantités est assez ancien dans les pays chauds tels que dans l'île de Ceylan et aux Indes, où on se sert de pierres poreuses superposées, mais le filtrage des eaux dans les pays civilisés de l'ouest est d'origine toute récente.

La première installation de filtrage des eaux en grand a été faite à Londres en 1829 par la compagnie de Lambeth.

La figure **E** donne une idée de cette installation, que l'on appelle un lit filtrant; on voit, au bas, des drains ou tuyaux artériels qui doivent conduire l'eau filtrée aux pompes.

Le filtre se compose de couches superposées formées, en allant de bas en haut : de gros cailloux, de graviers grossiers et enfin de sable fin.

L'eau arrivant en haut, traverse donc toutes les couches du haut en bas avant d'arriver aux drains. Si un microbe ou une impureté quelconque passe la couche supérieure, il n'y a plus rien pour l'arrêter après, et il passe directement dans les conduites de service.

Toutes ces couches inférieures ne servent donc à rien autre chose qu'à supporter le sable qui forme la couche supérieure.

Le sable sans doute arrête les impuretés grossières, comme on peut le voir quand l'on nettoye les lits filtrants sur lesquels on trouve, en été surtout, une couche épaisse de verdure aquatique, des vers rouges et des poissons morts, mais il ne peut arrêter les germes de maladies ni les matières organiques en solution.

Le Dr Parkes a fait une expérience sur un filtre ayant 40 centimètres de

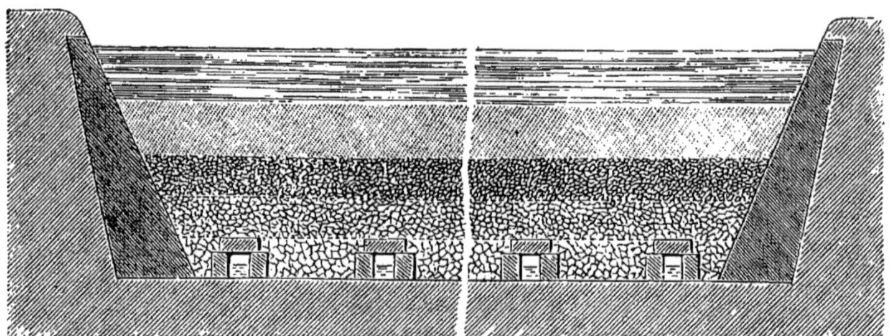

Fig. E.

sable fin et 60 centimètres de cailloux qu'il avait préalablement lavés à l'eau distillée.

L'eau à filtrer contenait 23 parties de matières solides : les premiers cinq litres avaient perdu 10 parties, à trente litres la perte était réduite à 5 parties; s'il avait continué, l'eau serait sortie du filtre telle qu'elle y rentrait.

Le professeur Pumpelly (de Newport, U. S.) passa de l'eau à travers 30 mètres de sable fin sans la purifier et nous avons déjà vu, qu'un lit de sable même très profond n'empêche pas le poison du typhus de passer avec l'eau (page 1.)

Il y a eu des cas, au contraire, comme à Bangor, il y a deux ans, où toute une population a été frappée de fièvre typhoïde comme conséquence de l'empoisonnement du lit de sable de la compagnie des eaux par la présence de germes typhiques.

Allons maintenant des grandes installations des compagnies aux filtres de ménage jusqu'à présent connus et écoutons M. le Dr Vallin : *Revue d'Hygiène*, tome VI, page 595.

« Jusqu'ici nous n'avions pour ainsi dire pas un filtre sérieux; la plupart se « bornaient à clarifier l'eau, c'est-à-dire à retenir les matières en suspension. « Une eau claire vaut mieux sans doute qu'une eau trouble, mais croit-on que « l'eau du canal Saint-Martin, puisée au quai Henri IV, contienne moins de « matière organique dissoute et soit beaucoup moins nuisible, au moment où « elle sort limpide d'un vulgaire filtre de ménage? Cette filtration purement « physique est d'ailleurs grossière, et ne retient que les corps volumineux en

« suspension; les protorganismes microscopiques et les germes morbides n'ont « aucune chance d'être retenus. »

Avant de remplir notre promesse de faire connaître un nouveau système de filtrage parfait, nous devons tenir nos lecteurs en garde contre les nombreux appareils qui sont offerts au public. Nous désirons demeurer dans le domaine de la science et poser des principes qui permettront à chacun de juger par soi-même si un appareil de filtrage qui lui est offert est bon ou mauvais.

Nous avons vu plus haut que les graviers et les sables sont insuffisants comme matières filtrantes. Certaines autres matières quelquefois employées, telles que les éponges, les laines, les cotons, les pâtes à papier, la sciure de bois et autres matières organiques capables de décomposition, ayant ou non reçu des préparations quelconques, peuvent jusqu'à *un certain point clarifier* les eaux, mais *non pas les purifier*. Souvent même ces matières-là, faute de renouvellement assez fréquent ou de nettoyage assez complet, peuvent se corrompre et rendre l'eau plus mauvaise qu'elle n'était avant le filtrage.

Les filtres à pores fixes tels que ceux qui sont faits de pierre, de terre poreuse ou de porcelaine dégourdie ne sont pas pratiques. Leur porosité est trop grande ou trop petite. Dans le premier cas, ils ne retiennent presque rien, dans le second, leur débit est insignifiant.

Il en est de même des blocks de charbon qui sont agglomérés avec de l'argile ou du goudron. Il ne suffit pas de brosser l'extérieur, l'intérieur des pores demeure plein d'impuretés.

Si on souffle à travers, l'air se fait un passage dans les pores les moins encrassés, mais les plus encrassés demeurent fermés.

Si on les passe au feu, on crée de nouveaux passages plus grands et nous ne connaissons pas de constructions de filtres en blocks de charbon ou d'appareils en terre ou en pierre qui puissent être passés au feu sans être endommagés.

Il existe un autre genre de filtres à éviter, ce sont ceux dans lesquels la matière filtrante est grossière, que ce soit du gravier, du charbon végétal ou animal, on comprend très bien que l'espace entre les particules grossières laisse passer les impuretés.

De plus, tous les appareils que nous venons de décrire, outre leur impuissance de purifier les eaux d'une manière pratique, ne sauraient arrêter les matières en solution ni les gaz nuisibles.

La responsabilité des personnes qui vendent et qui emploient des filtres est plus sérieuse qu'on ne se l'imagine. Ainsi M. A. achète un filtre quelconque qu'il ne peut pas nettoyer convenablement. Il s'en sert pendant longtemps, ayant été assuré qu'il *n'avait besoin d'aucune attention*, sans se demander : « Où donc sont allées les impuretés qui étaient dans l'eau ? » S'il avait réfléchi la moindre des choses, en se répondant, il aurait conclu que si le filtre avait fait tant soit peu son devoir, les impuretés doivent être emprisonnées dans la matière filtrante et que celle-ci alors doit contaminer l'eau qui passe à travers et peut-être rendre malade la famille ou les amis.

Certaines personnes prétendent que leurs filtres « *se nettoient tout seuls* » ou qu'ils « *n'ont pas besoin d'attention* »; d'autres disent qu'il suffit de « *renverser le courant* » ou « *de souffler à travers la matière filtrante* ».

Tout cela ne nous paraissant pas sérieux ni même discutable, nous n'insisterons pas. Nous préférerions voir employer de l'eau non filtrée à celle ayant passé par des appareils de cette sorte après quelque temps d'usage.

On comprendra donc que pour être parfait un filtre doit remplir les conditions suivantes :

1° Il ne doit pas contenir de matière qui puisse communiquer à l'eau qui passe au travers aucune qualité offensive ou désagréable;

2° Il doit pouvoir enlever à l'eau non seulement toutes les matières en suspension, même les microbes les plus petits, **mais aussi les matières organiques en dissolution et les sels métalliques tels que le plomb, le cuivre, le zinc ou le fer qui peuvent se trouver en solution dans l'eau;**

3° Il doit aérer l'eau pendant le filtrage;

4° Et enfin il doit être construit de telle sorte que chacun puisse le mettre entièrement en pièces pour le nettoyer dans toutes ses parties, mettre de côté la vieille matière filtrante qui a servi et la remplacer par de la matière neuve qu'il soit facile de se procurer à peu de frais.

Telles sont les qualités du Filtre-Maignen, que nous venons proposer comme le seul système parfait de filtrage.

M. le Dr Vallin, dans son rapport sur les filtres à l'Exposition d'hygiène de Londres (où nous avons reçu les plus hautes récompenses), dit :

« Le filtre Maignen agit d'une açon à la fois chimique et physique et, « outre une clarification complète, il a pour effet de retenir les matières en « dissolution dans l'eau. »

« Voici les résultats obtenus et le contrôle auquel l'eau ainsi filtrée a été « soumise devant nous et devant M. Chamberland (directeur du laboratoire « de M. Pasteur), qui dirigeait les expériences chimiques, expériences répétées « le lendemain en présence du jury des récompenses dont nous faisions « partie. »

« Dans un filtre en plein fonctionnement, on verse environ 15 grammes d'acétate de plomb liquide; au bout d'un quart d'heure, cette eau filtrée traitée par le sulfhydrate d'ammoniaque ne donne pas la moindre coloration noire. Dans le même filtre, ou dans un autre qui n'a pas encore servi, on verse de la même manière une solution de sulfate de fer; le cyanure jaune de potassium ne donne pas avec l'eau filtrée la teinte bleue caractéristique, pas plus que le sulfhydrate d'ammoniaque ne donne de teinte noire. On prend de l'urine fermentée dont une seule goute versée dans un verre à réactif amène la décoloration immédiate d'une solution faible de permanganate de potasse. On jette dans le filtre un demi verre de cette urine; l'eau filtrée recueillie au bout d'un quart d'heure ne décolore pas la solution simplement rosée de permanganate, et cette coloration persiste encore au bout d'un quart d'heure et plus.

« Devant le jury, l'on a versé dans le filtre une bouteille de vin rouge contenant 8 degrés d'alcool pur; au bout de quelques instants il a passé un liquide parfaitement incolore, presque aussi insipide que de l'eau pure, ayant cependant un goût plat et fade, comme de l'eau à laquelle on a ajouté quelques gouttes d'alcool. De même, l'eau perd environ la moitié de ses degrés hydrotimétriques après avoir traversé le filtre.

« Il n'est pas douteux qu'il se produit là des phénomènes très remarqua-« bles. Sans doute on connaît depuis très longtemps la propriété qu'a le « charbon, et surtout le charbon animal, de fixer les principes minéraux et « même les matières animales en dissolution dans l'eau, mais l'action ici est « beaucoup plus rapide et beaucoup plus vive. Elle doit tenir en partie à l'état « de division extrême de la poudre *carbo-calcis* qui adhère au tissu « d'amiante; il se fait là soit des oxydations, soit des attractions moléculaires, « dont les physiciens et les chimistes n'ont pas encore parfaitement expliqué « le mécanisme. Sait-on pourquoi le charbon qu'on vient d'éteindre peut « absorber 80 à 90 fois son volume de gaz ammoniac, sulfureux ou chlorhy-« drique? »

« En outre, la couche de poudre impalpable qui se dépose à la surface « externe de l'amiante paraît capable de retenir les éléments morphologiques « les plus fins. »

Le Dr Hodgkinson, de Londres, s'est assuré que ce filtre ne laisse pas passer les protorganismes et les microbes contenus dans un liquide en pleine putréfaction.

M. Denayer, de Bruxelles, a aussi prouvé par l'analyse microscopique que les vibrions les plus petits ne passent pas avec l'eau filtrée.

« La puissance extraordinaire du filtre, dit l'*Organe industriel de Bruxelles* (1er novembre 1885), doit être attribuée à des actions physico-chimiques qui se produisent presque simultanément. Le carbone condense dans ses pores l'oxygène libre qui se trouve dans l'eau; cette attraction favorise la division moléculaire de celle-ci et par conséquent l'élimination des matières qu'elle tient en solution.

Nous avons eu l'honneur de faire un rapport sur le filtrage des eaux au Congrès pharmaceutique de Bruxelles et d'y montrer nos différents appareils.

2

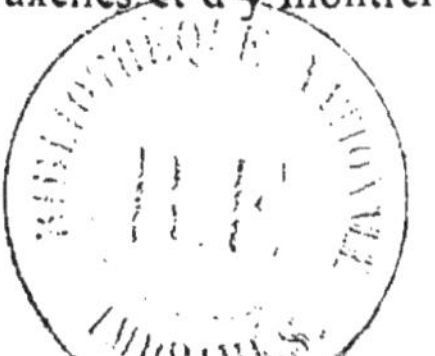

M. H. Belval, inspecteur de l'hygiène au Ministère de l'Intérienr Belge, dit dans le *Mouvement hygiénique* du 15 novembre 1885 : Le travail de purification du Filtre Maignen est tel, que des solutions de sels de zinc, de fer, de plomb, de l'eau contenant des matières organiques ou de l'urine ne conservent plus de traces de ces matières après la filtration.

« Tous les membres du Congrès, continue M. Belval, ont pu voir fonc-« tionner les Filtres Maignen et vérifier leur action. Ils ont été unanimes à leur « reconnaître une valeur incontestable et toute spéciale. »

DESCRIPTION

DES

FILTRES-MAIGNEN

Matériaux employés

Les matériaux entrant dans la construction de nos appareils sont inaltérables; ce sont, en effet, pour les parties des filtres domestiques du grès ou des faïences émaillées et pour les autres les métaux les plus inoxydables.

Nous employons un tissu spécial d'amiante que seul nous pouvons fabriquer et garantir absolument pur de fibres d'amiante, sans aucun mélange de fibres étrangères et sans aucune substance agglutinante. Ce tissu est donc d'une durée infinie et susceptible d'être, au besoin, soumis à une température très élevée, telle que celle nécessaire pour détruire les microbes et les matières organiques et autres retenues.

Notre carbone, auquel nous avons donné le nom de carbo-calcis à cause de sa préparation spéciale, est la plus puissante matière filtrante qui existe. Il n'a sur l'eau qu'une action purificative; quand il est encrassé on le jette, car, eu égard à sa quantité, il est de valeur insignifiante. S'il s'agit de grandes quantités, on peut les nettoyer et les revivifier.

Le carbo-calcis en poudre est en particules si petites qu'une couche d'un millimètre d'épaisseur sur un décimètre de surface présente à l'eau qui les traverse 2 millions de centimètres carrés de surface filtrante.

Le carbo-calcis en grain est très puissant et son action purificatrice dure très longtemps.

On verra par la construction de l'appareil que l'eau se trouve aérée et que la facilité de son démontage, de son nettoyage et du remplacement des matières filtrantes permet de l'avoir à l'état neuf à peu de frais.

FILTRES DE MÉNAGE

Cottage et Bijou D

Structure et Montage

Les Filtres se composent des pièces suivantes :

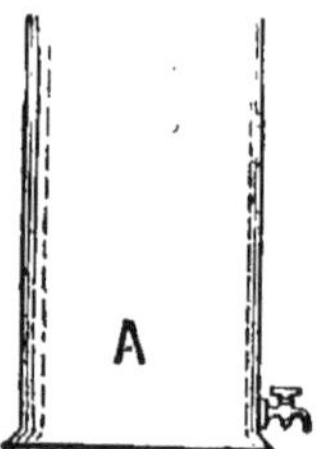

Fig. 1.
Le réservoir.

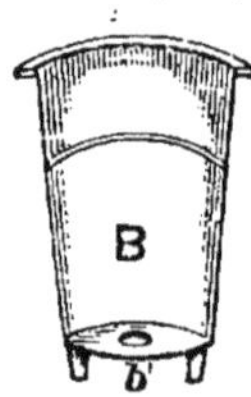

Fig. 2.
Le récipient filtrant.

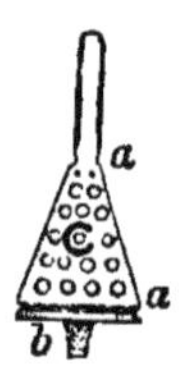

Fig. 3.
Le châssis-filtre.

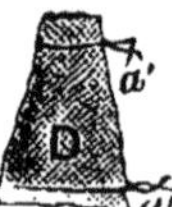

Fig. 4.
La chausse d'amiante.

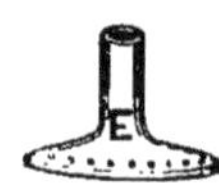

Fig. 5.
Le déversoir.

La chausse d'amiante est attachée sur le châssis-filtre au moyen de cordes d'amiante, *a' a'*. Le châssis-filtre ainsi recouvert se place dans le récipient B; un anneau d'amiante *b* fait joint dans le trou *b'* (Fig. 6) et le Filtre ainsi préparé est mis dans le réservoir A. On voit que toutes les pièces sont faciles à nettoyer.

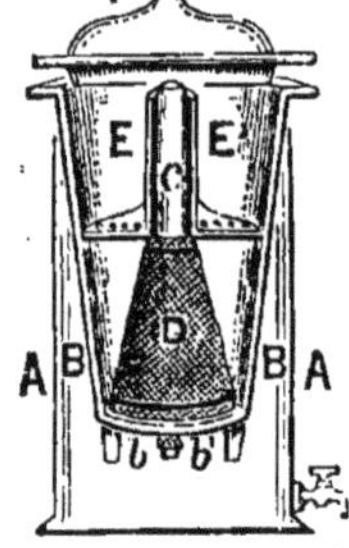

Fig. 6.
Les pièces mises dans leur place.

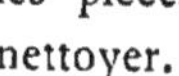

Préparation du Filtre

On délaye dans un récipient rempli d'eau, un petit paquet de carbo-calcis en poudre fourni avec l'appareil et on verse ce mélange dans le Filtre. (Fig. 7). L'eau passe à travers le tissu d'amiante, mais le carbo-calcis en poudre en suspension dans l'eau se dépose en une couche régulière sur la surface C (Fig. 8). C'est cette couche qui arrête les impuretés les plus ténues. Ensuite on remplit tout l'espace autour du tissu d'amiante avec du

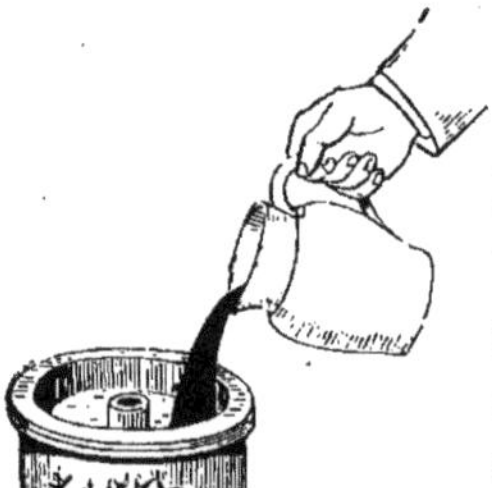

Fig. 7.

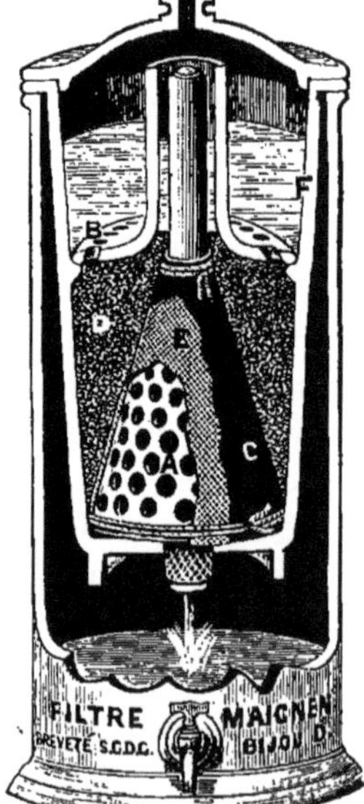

Fig. 8.

carbo-calcis en grain; on met le déversoir, on fait passer de l'eau à travers le Filtre pendant un quart d'heure et l'appareil est prêt à fonctionner.

Aération de l'eau

On voit que l'intérieur du châssis-filtre est un espace libre communiquant par la tubulure supérieure avec l'air extérieur.

Lorsque l'eau parvient dans cet espace libre elle est dans un état de division extrême, et absorbe une grande quantité d'air. Ce phénomène fait que l'eau filtrée dans nos appareils acquière ainsi une fraîcheur et une légèreté exquises, et peut se démontrer en appliquant une lumière à l'orifice de la tubulure quand le Filtre est en fonction.

En temps d'épidémies, il conviendrait de mettre un tampon de coton à l'orifice de la tubulure.

Entretien et nettoyage

On doit choisir, pour placer le Filtre, un endroit frais et aéré.

De temps en temps on sort le Filtre du réservoir et on vide ce dernier complètement.

Tous les trois ou six mois (ou plus souvent si l'eau est mauvaise), on procède au nettoyage complet.

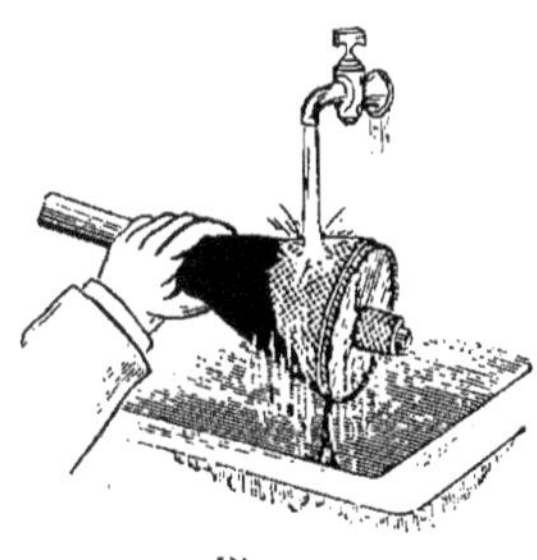

Fig. 9.

A cet effet, on retire successivement le carbo-calcis en grain et le châssis-filtre. On lave à grande eau la surface du tissu d'amiante (Fig. 9). On rince les autres parties du Filtre, on le remonte avec du carbo-calcis en poudre et en grain, comme ci-dessus, de sorte qu'on a ainsi un Filtre tout à fait neuf.

Si on manquait de matières filtrantes neuves, on pourrait user les vieilles en les lavant et en les calcinant ensuite dans un creuset.

Et dans le cas extraordinaire où on n'aurait plus de carbo-calcis d'aucune sorte, le filtre continuerait à clarifier l'eau parfaitement, mais il n'enlèverait pas les impuretés en solution.

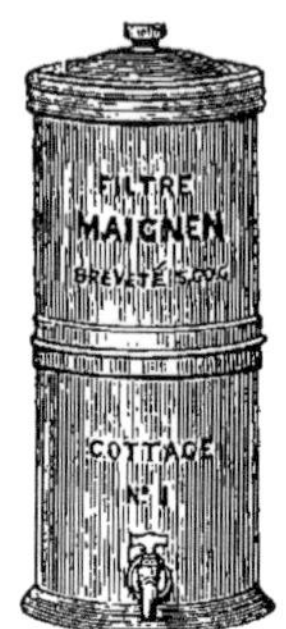

Fig. 10.

TARIFS

DES FILTRES DE MÉNAGE

Cottage et Bijou D

Fig. 10 et 11

Le Filtre « Cottage » est fait en grès brun et trouve sa place dans la cuisine ou l'office et dans les ateliers.

Le Filtre Bijou D est en faïence décorée. Il est souvent placé dans la salle à manger.

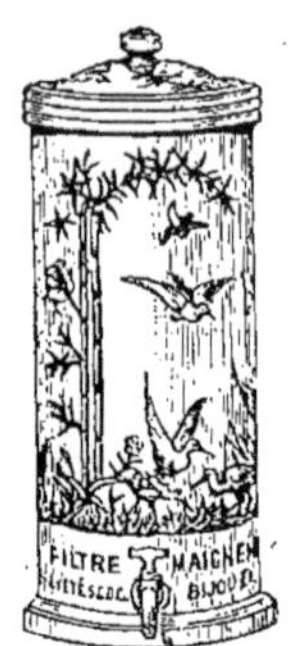

Fig. 11.

PRIX A PARIS

Numéro du Filtre	Contenance totale	Filtrant par heure environ	Cottage Grès brun	Bijou D Faïence décorée
1.	4 1/2 litres	2 à 3 litres	22 fr. »	33 fr. »
2.	9 —	4 à 6 —	34 fr. »	48 fr. »
3*	13 1/2 —	8 à 10 —	45 fr. »	70 fr. »
4*	27 —	12 à 15 —	65 fr. »	—
5*	40 —	18 à 20 —	80 fr. »	—
6*	54 —	25 à 30 —	100 fr. »	—

Ces prix comprennent trois paquets ou charges de *carbo-calcis* en poudre pour monter le Filtre trois fois à neuf et deux paquets ou charges de *carbo-calcis* en grain.

PRIX DES MATIÈRES FILTRANTES

Pour Cottage et Bijou D.	Matière filtrante de rechange	
	Carbo-calcis en poudre par charge	Carbo-calcis en grain par charge
Nos 1.	» fr. 20	1 fr. 25
2.	» fr. 30	2 fr. 50
3.	» fr. 40	3 fr. 75
4.	» fr. 60	5 fr. »
5.	» fr. 80	6 fr. 25
6.	1 fr. »	7 fr. 50

Quand un ordre est donné pour l'exportation à une longue distance, il est bien de commander plusieurs charges supplémentaires de *carbo-calcis* en poudre et en grain, pour éviter plus tard des frais de transport.

* Ces Filtres peuvent être munis d'un robinet flotteur qui permettrait d'obtenir d'un réservoir en charge une alimentation automatique.

Prix du flotteur : 18 francs.

FILTRES DE VOYAGE

BIJOU E

Ce Filtre, en aïence décorée, est de même forme que le Bijou D. Sa contenance est d'environ 2 litres 1/2. Il filtre de 1 à 2 litres par heure. Il s'emballe facilement dans un panier pour être porté à la main (Fig. 12 et 13).

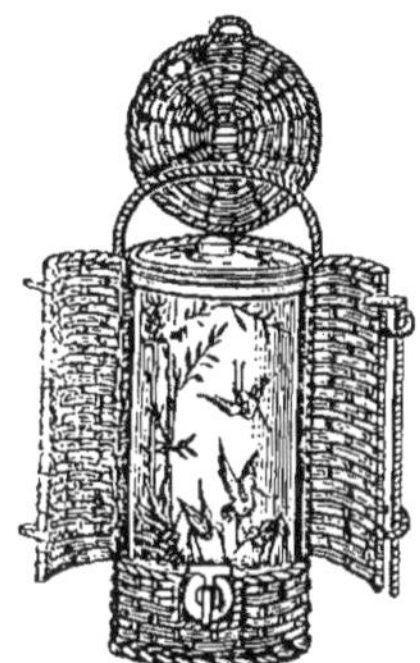

Fig. 12.

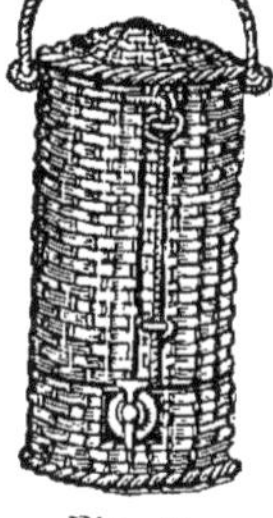

Fig. 13.

PRIX

Bijou E, avec panier (y compris 3 charges carbo-calcis en poudre et 2 en grain). . . . . 32 fr.

Matière filtrante supplémentaire, en poudre, par charge. . . . . » 20

En grain. . . . . » 90

Nous tenons à la disposition des personnes qui désirent emporter à la campagne les Cottages et Bijoux D, des paniers en vannerie, comme celui du Bijou E, aux prix suivants :

N° 1. Cottage ou Bijou D. . .	7 fr. 50
N° 2. — — . . .	9 fr. »
N° 3. — — . . .	11 fr. 50

FILTRE DE TABLE

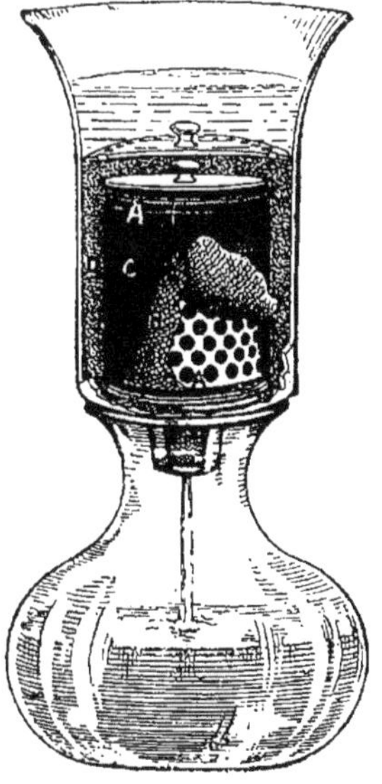

Ce Filtre, placé sur une carafe, est fait pour servir sur la table ou dans les bureaux et offices.

La construction est faite sur le même principe que celle des Filtres dits de ménage. Il se monte et se nettoie de la même façon.

PRIX DU FILTRE DE TABLE Fig. 14.

Numéro du Filtre	Contenance de la partie filtrante	Prix du Filtre en verre avec carafe	Matière filtrante de rechange	
			Carbo-calcis en poudre par charge	Carbo-calcis en grain par charge
N° 0	¼ litre. . . .	4 fr. »	» fr. 10	» fr. 40
N° 1	½ litre . . .	6 fr. »	» fr. 10	» fr. 60
N° 2	1 litre. . . .	8 fr. »	» fr. 15	» fr. 80
N° 3	1 litre ½ . .	11 fr. »	» fr. 20	1 fr. 25
N° 4	2 litres . . .	14 fr. »	» fr. 30	1 fr. 60

FILTRE DE TOURISTE

La figure 15 montre une section de ce Filtre.

On voit à l'intérieur le drap d'amiante fixé sur le châssis. Le Filtre étant

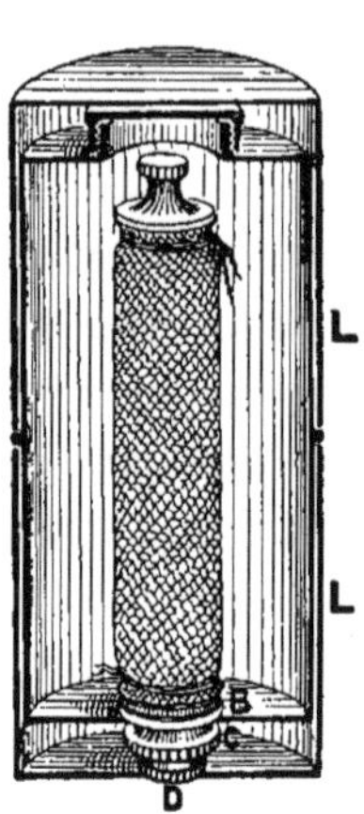

Fig. 15.

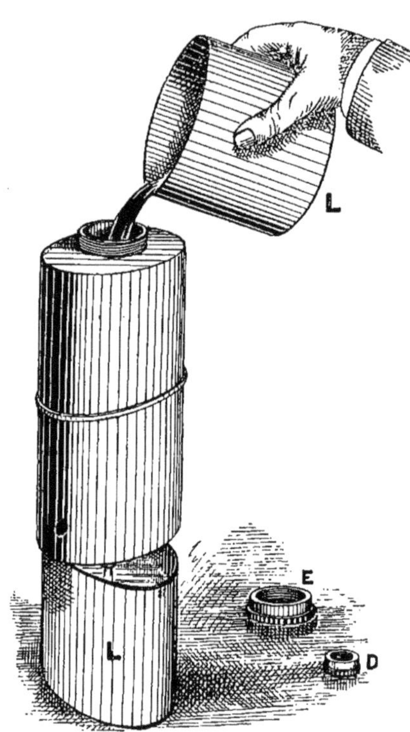

Fig. 16.

fermé hermétiquement à vis en haut et en bas, peut servir de bouteille à eau. Il est entouré de deux coupes ou gobelets, qui servent, l'un à se procurer l'eau à filtrer, l'autre à recevoir l'eau filtrée (Fig. 16.)

Ce genre de Filtre est particulièrement convenable aux personnes qui voyagent. Il peut se porter dans la valise ou dans un étui en cuir.

Prix du Filtre de Touriste

Numéro du Filtre	Mesure en centimètres.	Prix du Filtre.	Étui en cuir avec courroies.
Filtre Touriste nº 1.....	15 ½ × 8 ¼ × 5	20 fr. »	8 fr. 50
— nº 2.....	21 × 9 ½ × 6 ½	25 fr. »	10 fr. »

Une boîte de poudre *carbo-calcis* est comprise dans le prix contenant une provision suffisante pour remettre le Filtre à neuf 20 fois.

Pour ces boîtes additionnelles **1 fr. 50.**

FILTRE D'EXPORTATION

Le modèle que nous avons créé pour l'exportation réunit les avantages suivants :

1° Il est léger et incassable, étant fait de tôle émaillée.

2° Les pièces du Filtre s'emboîtant les unes dans les autres, il en résulte une grande économie dans le coût de l'emballage et du fret.

3° Sa construction, très simple, en rend le montage et le nettoyage très faciles.

4° Sa surface filtrante, très grande sous un petit volume, assure la rapidité de la filtration.

5° Le prix en est très modéré.

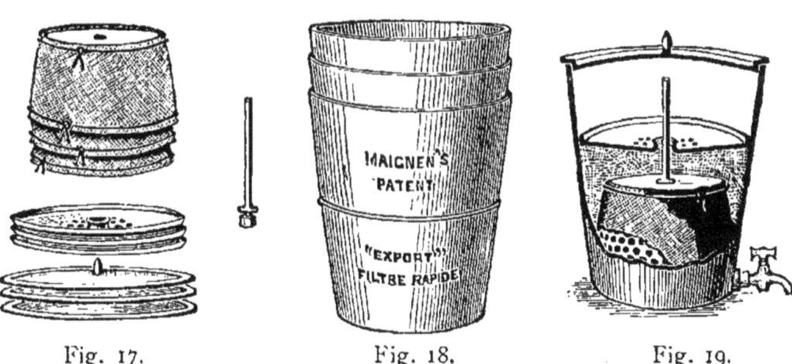

Fig. 17. Fig. 18. Fig. 19.

PRIX

Numéro du Filtre	Contenance totale environ	Quantité approximative filtrée par heure	Prix	Matière filtrante de rechange — Carbo-calcis en poudre par charge	Matière filtrante de rechange — Carbo-calcis en grain par charge
1.	2 litres 1/2	1 à 2 litres	15 fr. »	» fr. 20	1 fr. 25
2.	6 —	3 à 4 —	22 fr. »	» fr. 30	2 fr. »
3.	11 —	7 à 9 —	30 fr. »	» fr. 40	3 fr. 50
4.	18 —	10 à 12 —	40 fr. »	» fr. 60	5 fr. »
5.	22 —	15 à 20 —	60 fr. »	» fr. 80	7 fr. »

Trois charges de carbo-calcis en poudre et deux charges en grain sont fournies et comprises dans les prix.

FILTRE A BASSE PRESSION

Ce Filtre, construit en métaux inoxydables, se place directement sur une conduite d'eau ou à la sortie d'un réservoir.

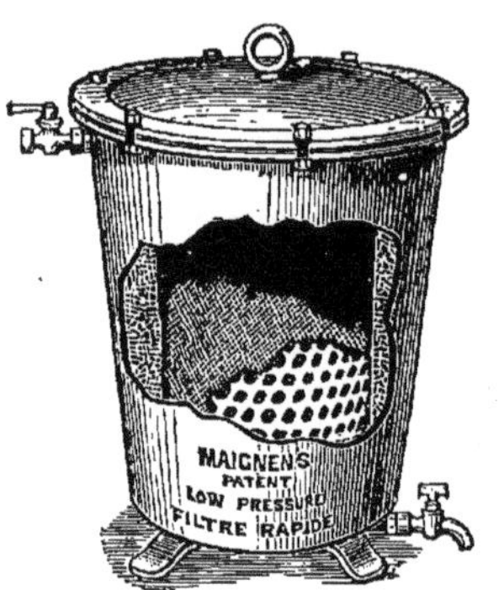

Fig. 20.

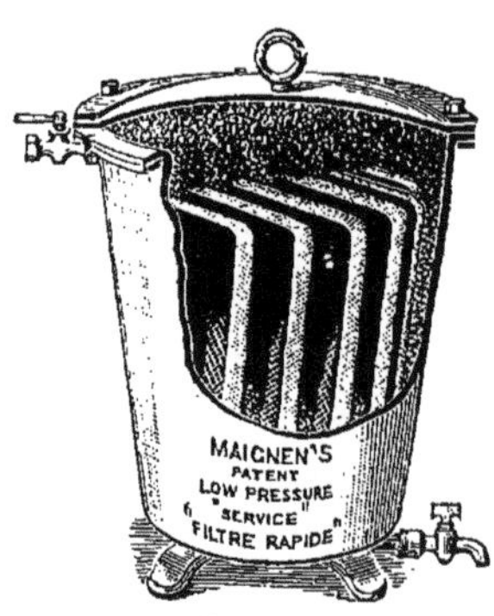

Fig. 21.

La fig. 20 montre la construction des appareils nos 00, 0, 1 et 2. La fig. 21 représente le no 3. La fig. 22 indique l'installation domestique.

Nous construisons aussi ces appareils avec réservoir pour eau filtrée et soupape à air.

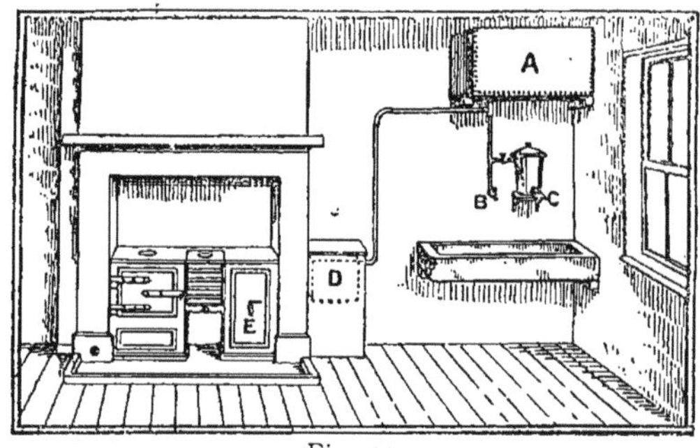

Fig. 22.

PRIX

Numéro du Filtre	Rendement par heure	PRIX		Matière filtrante de rechange	
		Sans réservoir	Avec réservoir	Carbo-calcis en poudre par charge	Carbo-calcis en grain par charge
00.	5 à 8 litres	30 fr. »	50 fr. »	» fr. 30	3 fr. 75
0.	10 à 16 —	60 fr. »	90 fr. »	» fr. 40	5 fr. »
1.	40 à 60 —	130 fr. »	175 fr. »	» fr. 60	7 fr. 50
2.	50 à 75 —	175 fr. »	240 fr. »	1 fr. 25	11 fr. »
3.	100 à 150 —	230 fr. »	300 fr. »	2 fr. 50	15 fr. »

Plus grands sur demande.

Trois charges de carbo-calcis en poudre et deux charges en grain sont comprises dans le prix.

FILTRE DIT SERVICE ET NOUVEAU SERVICE

Les Filtres représentés par les fig. 23 et 24 trouvent leur emploi là où on préfère un appareil plat à un appareil rond, pour économiser de l'espace,

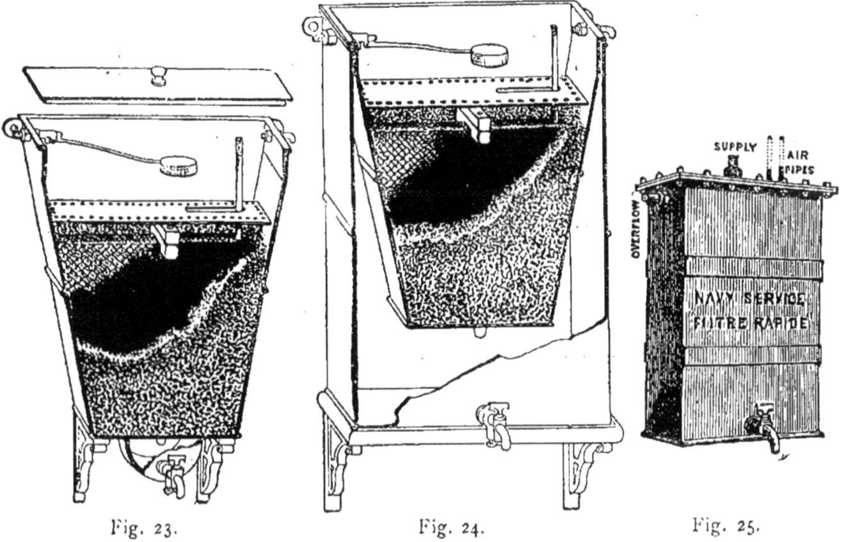

Fig. 23. Fig. 24. Fig. 25.

ou bien quand on ne veut avoir aucune pression sur la surface filtrante.

On peut les avoir avec couvercle mobile et flotteur, comme dans les fig. 23, 24, ou avec une fermeture hermétique, fig. 25. Ce dernier convient très bien pour les navires (1), et lorsqu'on désire utiliser la pression due à un réservoir en charge pour augmenter le débit (2).

Le Filtre dit « Service » n'a pas de réservoir pour l'eau filtrée. Le Filtre dit « nouveau Service » en a un. Le Service conviendrait dans des positions telles que celle occupée par B (Fig. 28), le nouveau Service dans les positions indiquées par B dans les fig. 26 et 27, et C dans la fig. 29.

Nous devons ajouter que toutes ces positions conviennent aussi bien à nos Filtres dits à basse pression, qui ne diffèrent que par la forme et le métal dont ils sont faits et qui peuvent au besoin agir sous une pression plus élevée que les Filtres décrits sur cette page.

---

(1) Ce modèle nous a mérité une des deux médailles d'or que nous avons reçues à Anvers, et nous avons eu l'honneur d'en fournir un grand nombre aux gouvernements Espagnol et Brésilien pour leur marine.

(2) L'appareil représenté par la fig. 25 n'est fait pour supporter qu'une faible pression de 1 à 2 mètres.

PRIX DU FILTRE « SERVICE »

SANS RÉSERVOIR POUR EAU FILTRÉE

Numéro du Filtre	Dimensions extérieures environ			Sans pression, avec flotteur		Avec pression basse (1 à 2 mètres), fermeture hermétique	
	Hauteur centim.	Largeur cm.	Épaisseur cm.	Rendement par heure environ	Prix	Rendement par heure environ	Prix
2, Service.	59	59	16	10 litres	125 fr.	20 à 40 litres	175 fr.
3, —	86	69	22	20 —	175 fr.	40 à 80 —	235 fr.
4, —	94	69	25	40 —	260 fr.	80 à 160 —	330 fr.
5, —	106	84	28	60 —	350 fr.	120 à 240 —	430 fr.

PRIX DU FILTRE « NOUVEAU SERVICE »

AVEC RÉSERVOIR POUR EAU FILTRÉE

Numéro du Filtre	Dimensions extérieures environ			Sans pression, avec flotteur		Avec pression basse (1 à 2 mètres), fermeture hermétique	
	Hauteur centim.	Largeur cm.	Épaisseur cm.	Rendement par heure environ	Prix	Rendement par heure environ	Prix
1, Nouveau Service	59	49	15	5 litres	125 fr.	10 à 20 litres	165 fr.
2, — —	89	59	16	10 —	160 fr.	20 à 40 —	210 fr.
3, — —	100	69	21	20 —	230 fr.	40 à 80 —	290 fr.
4, — —	106	67	23	40 —	350 fr.	80 à 160 —	420 fr.
5, — —	114	84	26	60 —	450 fr.	120 à 240 —	530 fr.

MATIÈRES FILTRANTES

Ces prix comprennent une charge de Carbo-calcis en poudre et une en grain. Les prix des charges additionnelles sont comme suit :

Nos	1	2	3	4	5
Carbo-calcis en poudre, par charge. .	0 fr. 30	0 fr. 60	1 fr. 25	1 fr. 80	2 fr. 50
Carbo-calcis en grain, — . .	5 fr. »	15 fr. »	25 fr. »	30 fr. »	35 fr. »

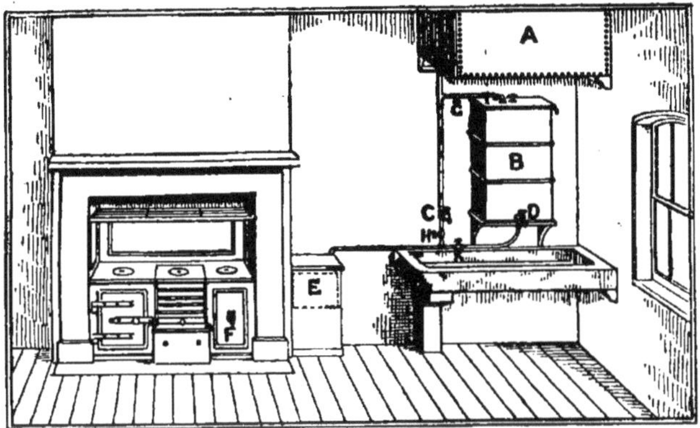

Fig. 26.

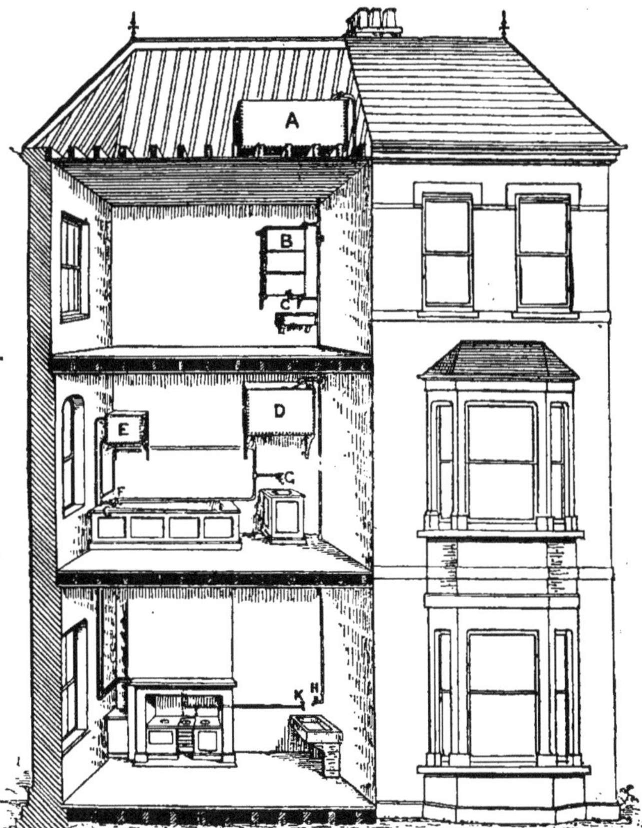

Fig. 27.

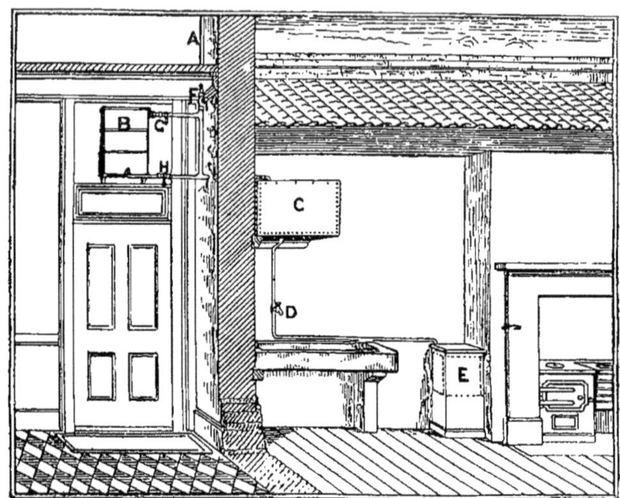

Fig. 28.

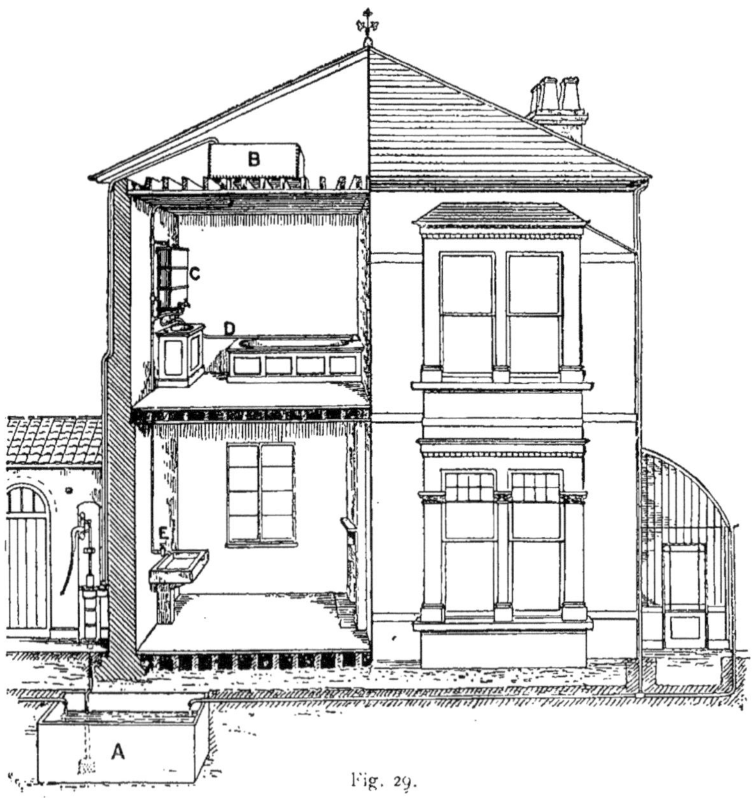

Fig. 29.

FILTRAGE A GRAND DÉBIT

Nous avons vu l'insuffisance du sable et de toutes les autres substances généralement en usage pour filtrer les eaux ou, plus exactement, pour les *purifier*.

Nous avons aussi vu que les trois points essentiels de notre invention sont :

1° Les qualités purifiantes de notre matière filtrante.

2° La multiplication de la surface filtrante dans un petit espace.

3° La disposition spéciale de la surface filtrante permettant un montage et un démontage faciles, et par conséquent un nettoyage extrêmement prompt et efficace.

Toutes ces conditions se prêtent à rendre notre invention pratique pour la purification des eaux en grande quantité.

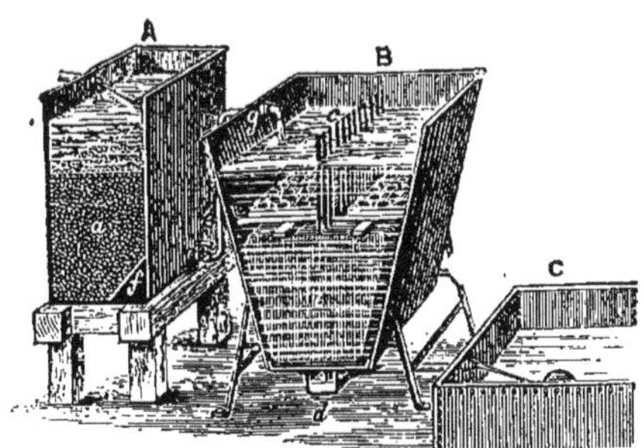

Fig. 30.

La fig. 30 montre un type de notre Filtre grand modèle purifiant de 3,000 à 10,000 litres d'eau par jour, sans pression.

On voit que le carbo-calcis en grain est placé dans un récipient séparé A, afin de faciliter le nettoyage des châssis-filtres.

L'eau entre d'abord dans A, traverse la couche de carbo-calcis en grain, remonte dans le Filtre « grand modèle » B pour traverser ensuite horizontalement la couche de carbo-calcis en poudre, déposée sur les parois du tissu d'amiante, exactement comme nous avons déjà vu pour les Filtres de ménage et autres; c représente la tubulure qui surmonte chaque châssis-filtre pour donner de l'air à l'eau pendant qu'elle se filtre.

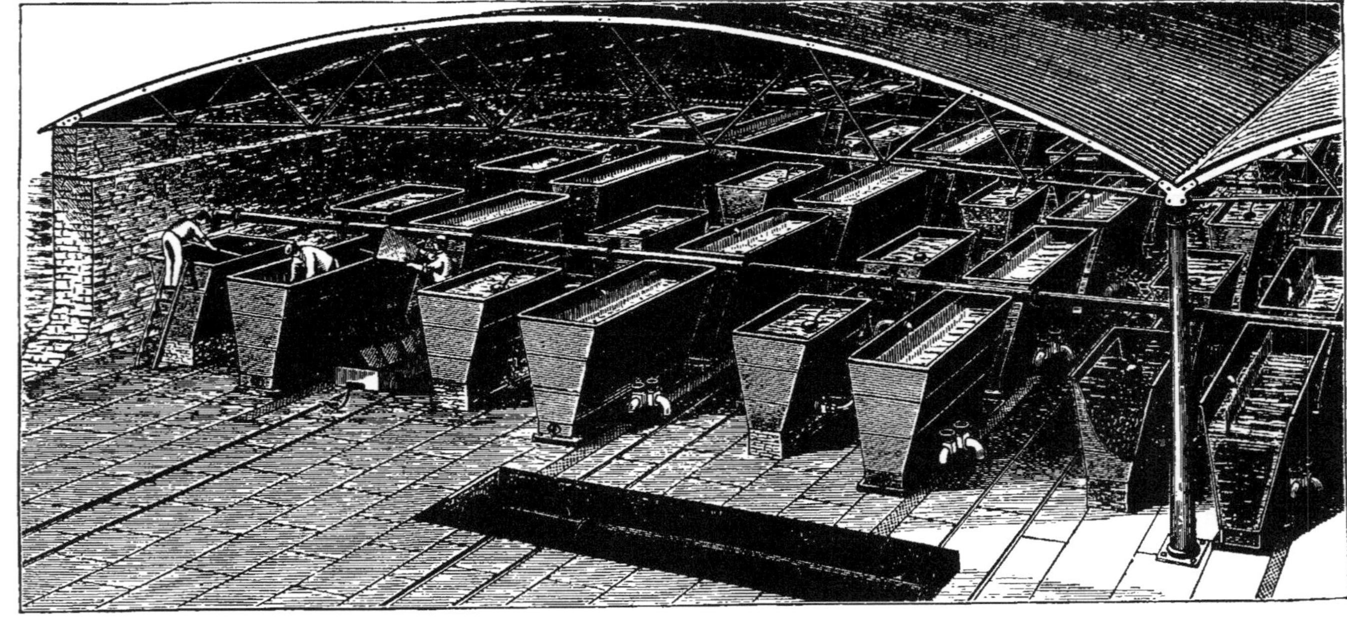

Fig. 31.

Ces appareils sont montrés ici sans couvercle, et comme ils sont généralement employés, sans aucune pression. Cependant, lorsque dans les industries par exemple on a besoin d'un grand débit, nous fermons les Filtres hermétiquement, de sorte qu'ils peuvent supporter une pression de 1 à 2 mètres de hauteur, ce qui augmente beaucoup leur rendement.

La purification se fait donc exactement dans les mêmes conditions que dans nos petits appareils qui donnent des résultats si extraordinaires.

Nous affirmons donc, que dans les grandes villes ou dans les villages, chez les industriels ou dans les établissements publics, en un mot partout où on peut avoir besoin de grandes quantités d'eau pure, nos appareils « Grand modèle » peuvent convenir.

La fig. 31 montre une installation en grand pour purifier l'eau de toute une ville.

Avec l'ancien système de lits filtrants, il faut de grandes surfaces de terrain, l'eau est exposée à la chaleur et à la gelée, tandis qu'avec notre système un bien petit espace suffit; la température de l'eau ne subit pas de variations considérables et enfin la purification est telle, que si l'eau était chargée de virus cholérique ou fébrile avant le filtrage, les populations pourraient boire l'eau, après le filtrage, en toute sécurité.

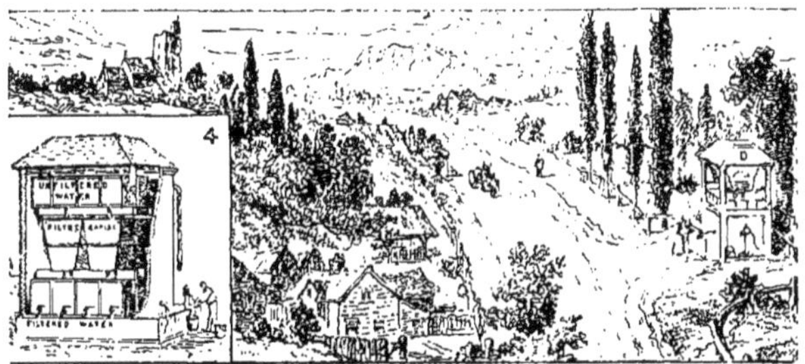

Fig. 32.

La fig. 32 montre une petite installation pour village. On sait que les animaux domestiques, les chevaux et le bétail, souffrent de la mauvaise eau, aussi bien que l'homme. Il n'y a donc pas d'excuse, maintenant que nous pouvons fournir des appareils de filtrage, capables de *purifier* l'eau en assez grande quantité et avec une dépense assez modeste; il n'y a pas d'excuse, disons-nous, pour les maladies épidémiques qui règnent dans les villes et les campagnes.

Nous nous tenons à la disposition de toute personne intéressée, pour donner les renseignements désirés sur la purification des eaux en toutes quantités.

FILTRES D'ARMÉES

On sait que l'état hygiénique de l'armée anglaise est beaucoup plus satisfaisant que celui des autres armées du continent, grâce aux précautions prises par le gouvernement pour le service des eaux. Au dernier banquet donné par l'Institut hygiénique de la Grande-Bretagne, auquel assistaient MM. les docteurs de Pietra Santa et Morin, Sir Frederick Abel, chimiste en chef du ministère de la guerre, fit ressortir le bien qu'avait fait la science hygiénique pour l'armée depuis la guerre de Crimée, « *surtout dans la question de la pureté des eaux fournies aux troupes* ».

En effet, après une étude approfondie de tous les systèmes de filtrage, les autorités militaires anglaises ont reconnu que notre invention était la meilleure, et elles l'ont adoptée pour tous les besoins de l'armée.

Voici la liste des ordres reçus depuis trois ans :

FILTRES D'HOPITAL DE CAMPAGNE

26 sept. 1882. . . .	6	Filtres dits d'Hôpitaux	de campagne.		Purifiant de 25 à 50 litres d'eau par heure.
16 fév. 1884.	50	—	—	—	
19 nov. 1884	20	—	—	—	
20 mars 1883. . . .	60	—	—	—	
25 avril 1885. . . .	100	—	—	—	
5 juin 1885.	100	—	—	—	

FILTRES A BAQUETS

15 août 1884.	400	Filtres	à baquets	. . . .	Purifiant chacun de 25 à 50 litres d'eau par heure.
6 sept. 1884	400	—	—	. . . .	
19 février 1885. . . .	100	—	—	. . . .	
29 novembre 1885. .	100	—	—	. . . .	
21 décembre 1885. .	350	—	—	. . . .	

En dehors de ces deux Filtres spéciaux, nous avons fourni des *Filtres grand modèle* pour purifier l'eau au lieu de campement, en grandes quantités, à raison de 2,000 à 4,000 litres par heure.

Nous avons fourni aussi des Filtres individuels pour les officiers et les soldats.

Et enfin notre nouveau modèle cylindrique (Fig. 41) vient d'être adopté pour attacher aux tonneaux d'eau en campagne ou pendant les grandes manœuvres.

FILTRE A BAQUET

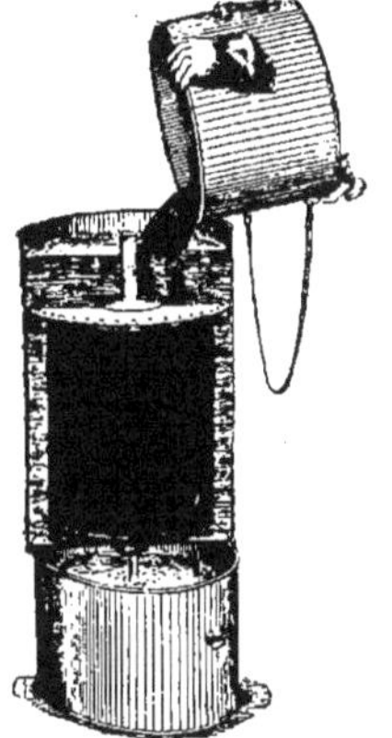

Cet appareil, comme on le voit, comprend le Filtre et les deux baquets dans lesquels il est emboîté (Fig. 33 et 34).

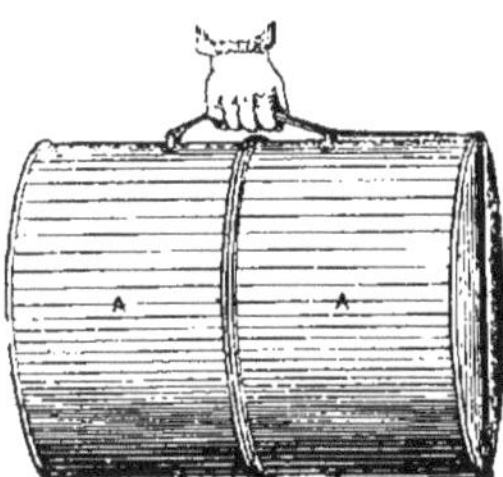

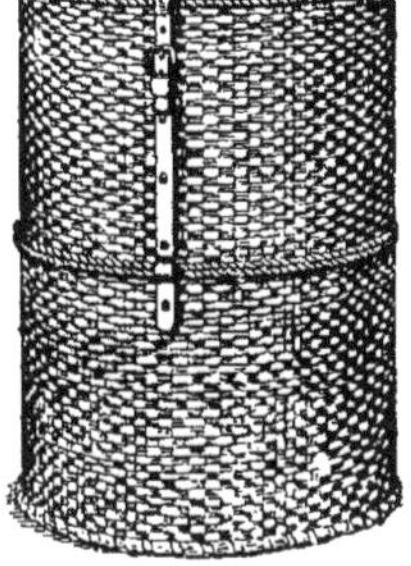

Fig. 33. Fig. 34. Fig. 35.

Il est fait sur le même principe que tous nos autres modèles, avec cette différence que, pour avoir peu de poids, on ne se sert que du carbo-calcis en poudre, qu'on renouvelle plus souvent. Le poids total de l'appareil (sans le panier) est de 8 kilos.

Le panier en osier fourni avec le Filtre (Fig. 35), permet de l'attacher facilement à dos de chameau. Il rend le transport et l'emballage plus aisés.

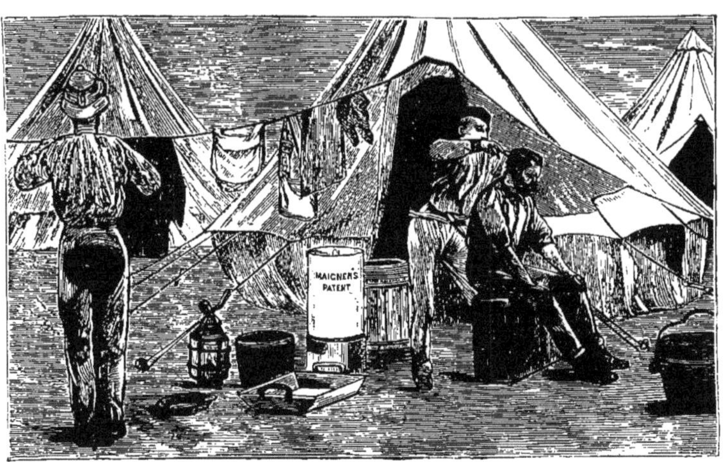

Fig. 36.

M. le Docteur Charles Viry, dans son *Manuel d'Hygiène militaire* (1886), recommande cet appareil pour les ambulances et les corps de troupe.

Il convient aussi très bien aux explorateurs qui voyagent en groupes.

Et enfin partout où l'on peut avoir besoin d'un Filtre vraiment rapide, quand on a besoin de récipients d'un faible poids, par exemple, quand on fait voyager les chevaux de courses ou autres animaux de valeur, son usage est indiqué. — *Prix du Filtre à baquet complet* . . . . **125** *fr.*

FILTRE D'HOPITAL DE CAMPAGNE

La construction de cet appareil a eu pour but son facile transport à dos de mulet. On se sert du carbo-calcis en poudre et en grain. Les poches que

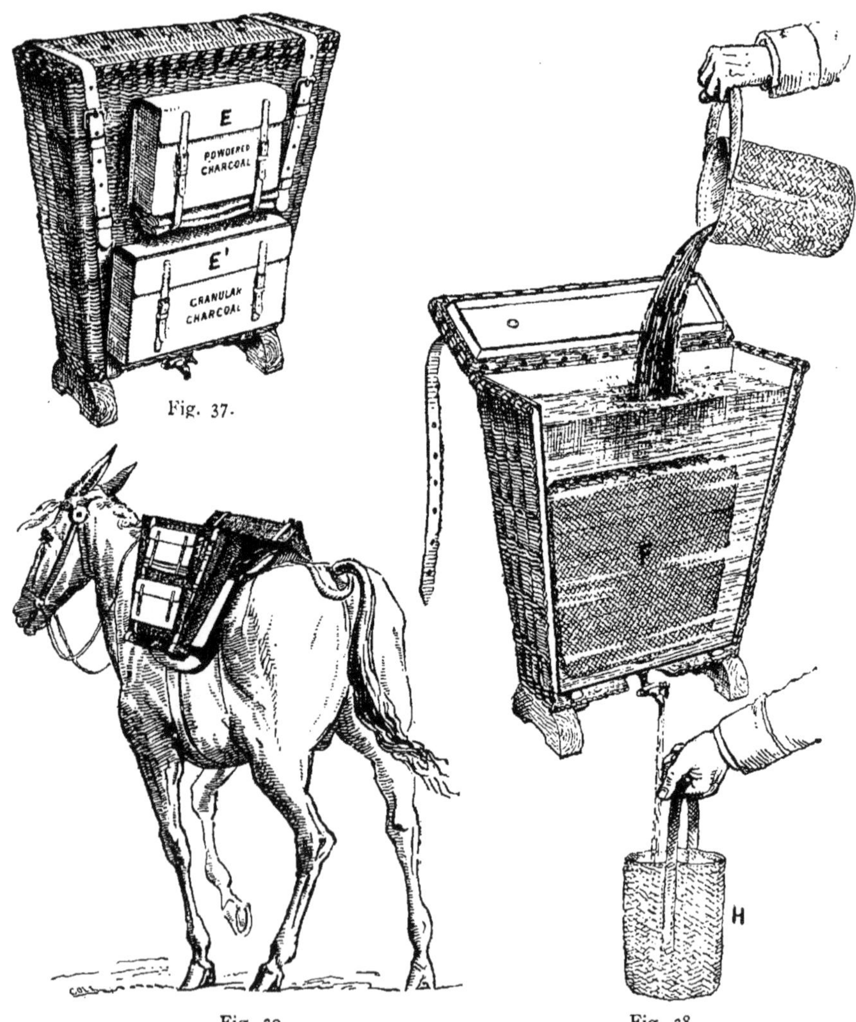

Fig. 37.

Fig. 39.

Fig. 38.

l'on voit fig. 37, sont remplies de matière filtrante de rechange et entre les deux poches sont attachés deux baquets en toile.

Ces appareils, ainsi que les Filtres à baquets, ont été fournis aux armées de lord Wolseley et aux convois de chameaux de Souakim.

La fig. 36 montre une illustration reproduite par autorisation du *Graphic,* dans laquelle on voit la place que tenait le Filtre à baquet dans l'organisation de cette expédition. Le correspondant du *Graphic* écrivait : « Un bon Filtre « (parlant du Filtre Maignen) n'est pas le moindre desideratum quand l'eau « du Nil a séjourné sur ses bords. » Le correspondant du *Times,* faisant ressortir les fautes de certaines des fournitures de l'expédition, ajoute : « D'un autre côté, les Filtres ont rencontré une approbation générale. »

On nous permettra de donner la lettre autographique du général commandant en chef de l'armée du Nil, vicomte Wolseley, et sa traduction.

6. Hill Street W
July 28. 1885

I have much pleasure in stating that Monsr. Maignen's "Filtre Rapide" which was used by our troops in the Expedition up the Nile gave very satisfactory results indeed. It filtered the water both quickly & well & was much valued by our soldiers

Wolseley

Traduction. — *J'ai beaucoup de plaisir à constater que les Filtres de M. Maignen, qui ont été usés par nos troupes dans l'expédition du Nil, ont donné les résultats les plus satisfaisants. Ils ont purifié l'eau rapidement et parfaitement et ont été très appréciés par nos soldats.*

28 juillet 1885. *Signé :* Wolseley.

La fig. 40 représente une scène en Égypte reproduite par autorisation de l'*Illustrated London News*. On voit que notre filtre occupait une place im-

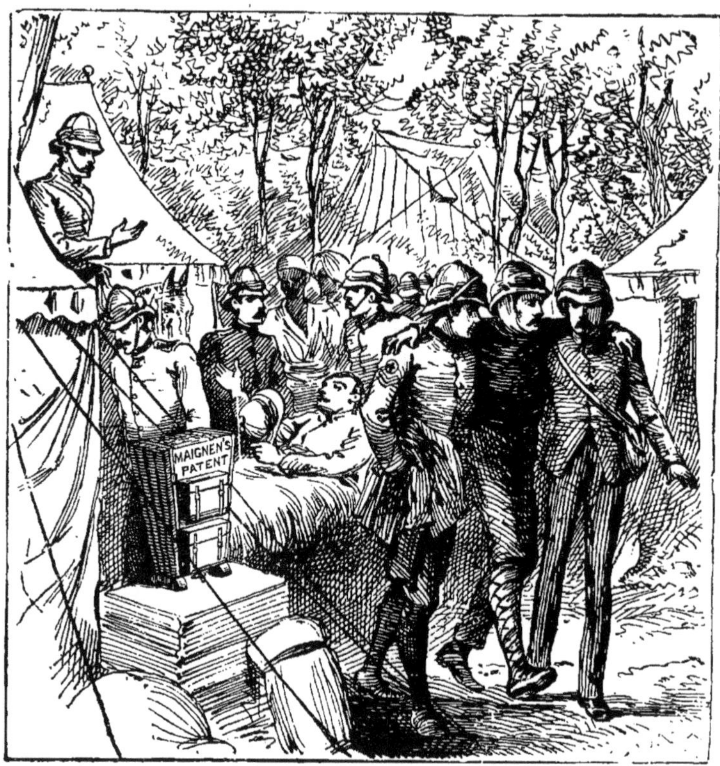

Fig. 40.

portante dans l'organisation hygiénique de l'armée anglaise. En effet, le correspondant du *Daily Telegraph* disait :

« Il y avait tout le long de la route des hôpitaux ou maisons de repos où les malades et les blessés, pendant leur fatigant voyage du Nil, pouvaient obtenir du repos à l'ombre et de *l'eau filtrée, la meilleure de toutes les boissons du Soudan.* »

Prix du Filtre d'Hôpital de campagne complet : 225 fr.

NOUVEAU FILTRE DE CAMPAGNE

Cet appareil est un perfectionnement sur tout ce que nous avons fait jusqu'ici pour les armées.

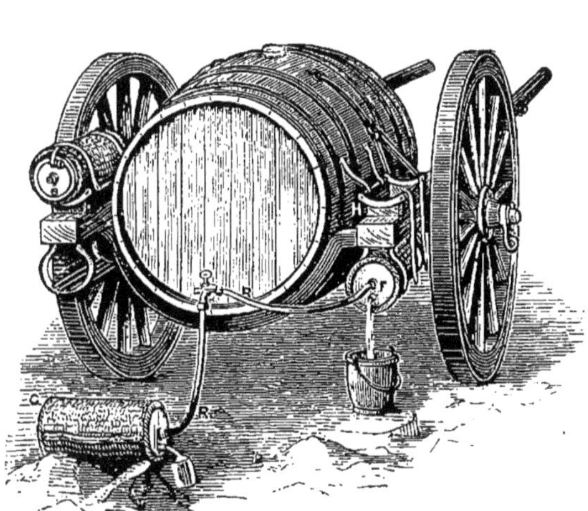

Fig. 41.

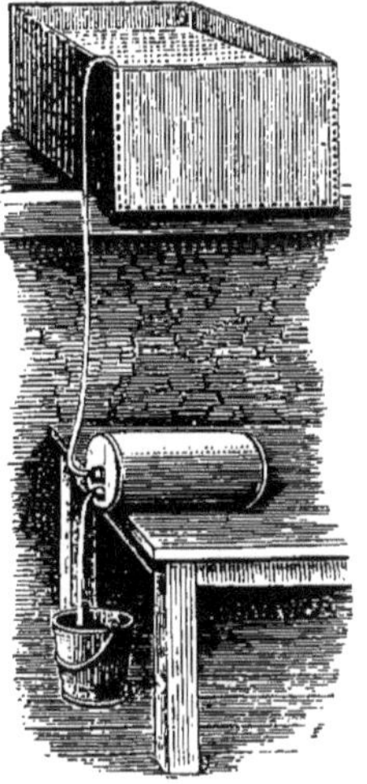

Fig. 42.

Sa forme cylindrique et sa fermeture hermétique permettent de le transporter dans tous les sens et par n'importe quel moyen. Il peut servir en campagne ou à la caserne, suivant les dispositions indiquées par les fig. 41, 42 et 43.

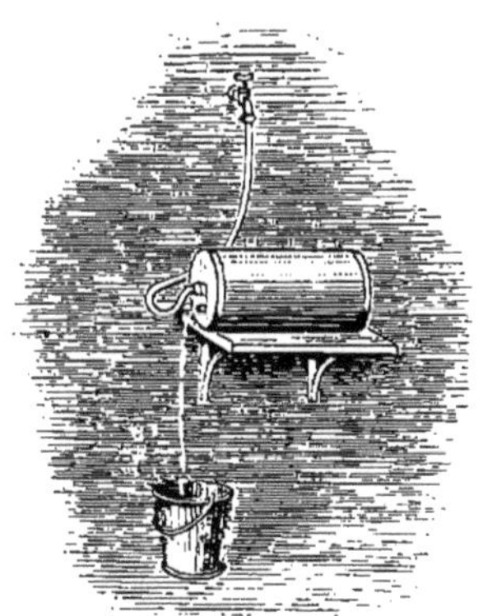

Fig. 43.

Les deux matières filtrantes : le carbo-calcis en poudre et en grain, sont employées dans ce filtre. La pression que produit l'eau au-dessus du niveau du Filtre lui donne un débit très considérable.

Les dimensions de l'appareil sont : longueur 41 cent., diamètre 20 cent. et 1/2.

Son rendement est de 25 à 50 litres par heure.

Le prix (sans le panier) est de 125 francs.

FILTRE A GRAND DÉBIT

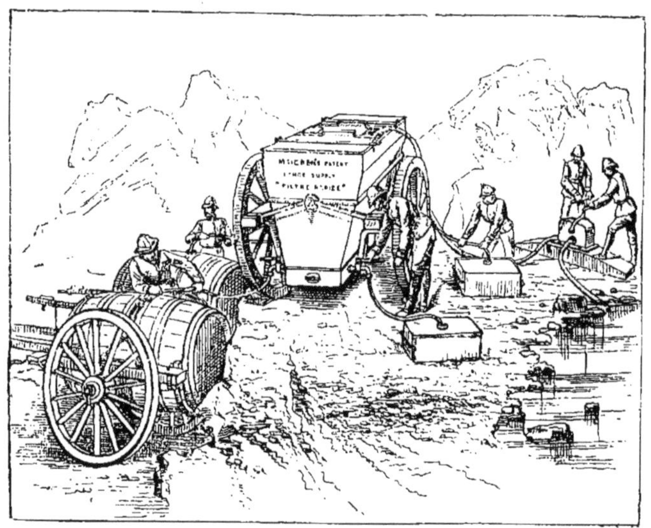

Fig. 44.

La fig. 44 représente un des grands appareils fournis à l'armée anglaise, pour purifier l'eau en grandes quantités, aux campements.

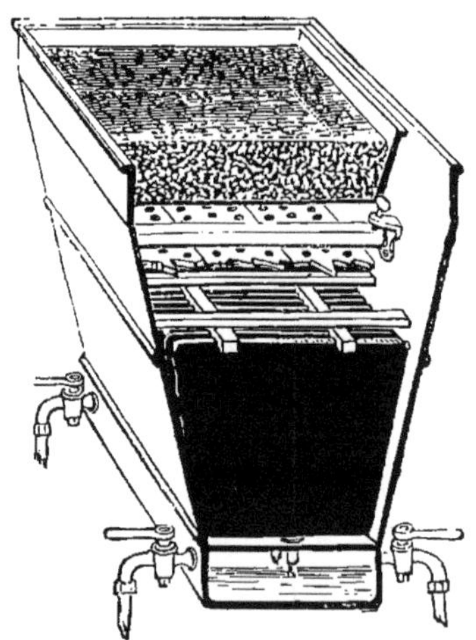

Fig. 45.

Cet appareil diffère de ceux décrits aux pages précédentes seulement en ce que le carbo-calcis en grain est placé dans un récipient perforé qui va dans le Filtre même.

On voit que cet appareil est constitué de 20 châssis-filtres, toujours recouverts du tissu d'amiante et de la couche de carbo-calcis en poudre. La grande surface filtrante permet d'obtenir un grand débit, soit de 2,000 à 4,000 litres à l'heure.

On voit également comme il est acile de sortir les châssis-filtres, de les nettoyer et les remettre en action.

Prix sur demande.

FILTRES DE POCHE

Dits Filtre-montre et Filtre de soldat

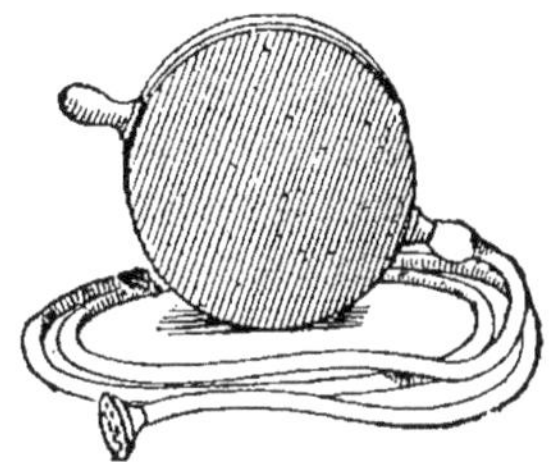

Fig. 46.
FILTRE-MONTRE

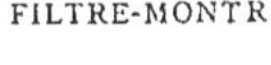

MESURE :
Diam., 7 c. 1/2 ; Larg., 2 c. 1/2
Poids net : 228 grammes

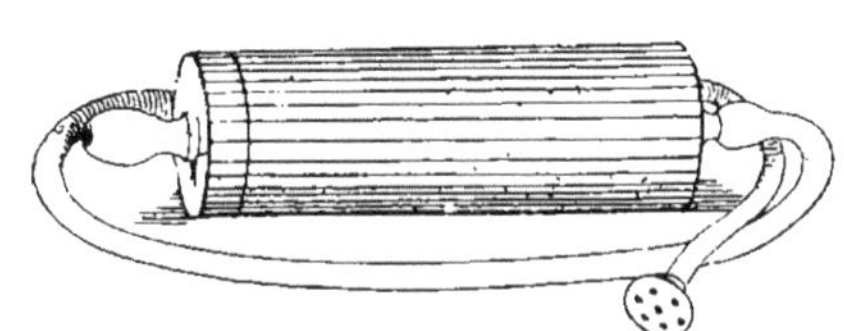

Fig. 47.
FILTRE DE SOLDAT

MESURE :
Diam., 3 cent. ; Long., 12 cent.
Poids net : 114 grammes.

Ces deux Filtres ne diffèrent que de forme.

Le Filtre-montre, ainsi nommé parce qu'il ressemble à une montre, est un peu plus commode que le Filtre dit de soldat, quand on désire l'employer comme siphon (Fig. 51 et 52). D'un autre côté, le Filtre de soldat tient un peu moins de place. Le gouvernement anglais a adopté le premier pour les officiers, et le second pour les troupes.

Les figures suivantes montrent différentes manières de se servir de ces

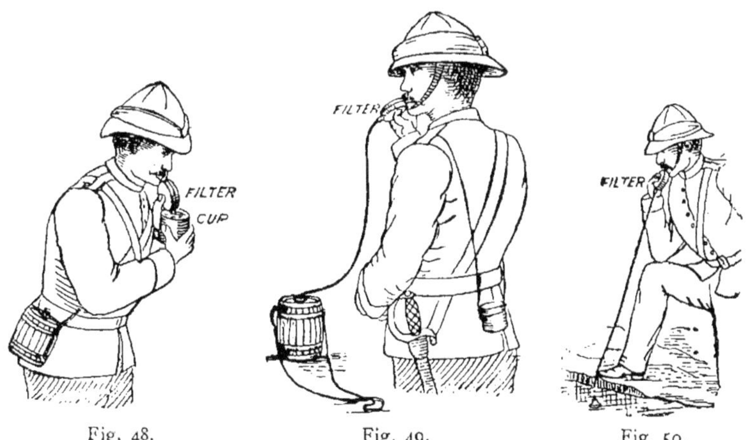

Fig. 48. Fig. 49. Fig. 50.

Filtres. Il faut remarquer que ces appareils offrent plusieurs points d'intérêt :

1° Ils sont solides et simples.

2° Ils peuvent être nettoyés facilement.

3° Lors même qu'on perdrait le tuyau de caoutchouc on peut encore se servir des Filtres, en buvant directement au verre ou à la timbale (Fig. 48).

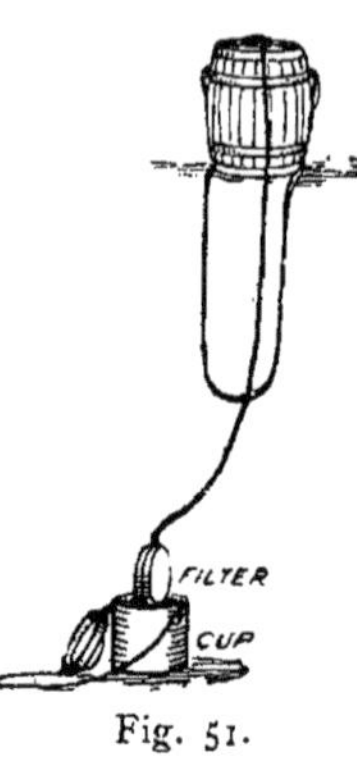

Fig. 51.

On comprendra les avantages qu'offrent ces Filtres sur les anciens blocs de charbon usés jusqu'à présent en campagne. Ces derniers s'encrassaient vite et ne pouvaient être nettoyés. Ils ne purifiaient pas l'eau convenablement, on perdait le tuyau de caoutchouc et le bloc devenait absolument inutile. Nos appareils, au contraire, ont toutes les qualités déjà citées, et de plus, après une campagne, ils peuvent être remis à neuf à bien peu de frais et tenus en magasin pour une prochaine campagne.

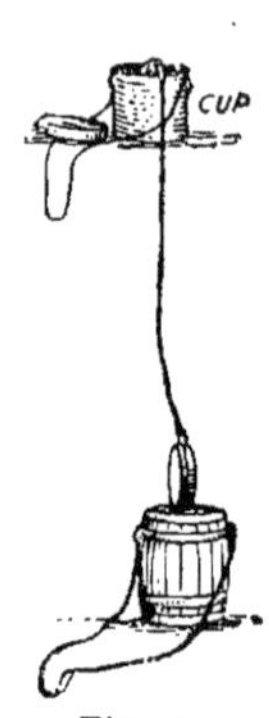

Fig. 52.

Ces appareils conviennent bien à toute personne qui voyage, pour les chasseurs et les pêcheurs, les touristes et les cyclistes, etc.

PRIX DES FILTRES DE POCHE

Filtre-montre. . . 12 fr. | **Filtre de soldat. . 8 fr.**

Ces prix comprennent : 1° Le Filtre avec caoutchouc. — 2° La boîte ou timbale qui contient le Filtre. — 3° Une boîte de carbo-calcis en poudre contenant 20 charges.

Prix des boîtes de Carbo-calcis additionnelles : 0 60 cent.

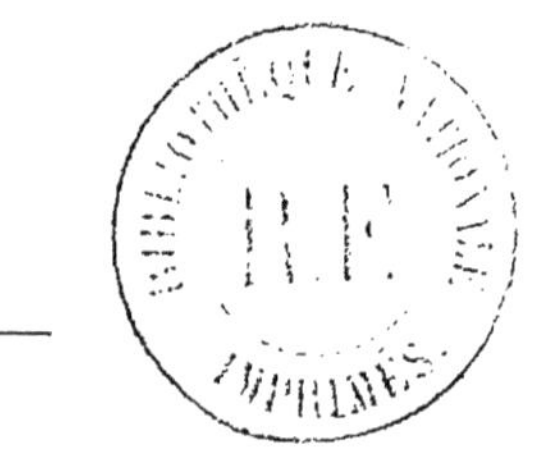

Paris. — Charles Unsinger, imprimeur, 83, rue du Bac.

35

www.ingramcontent.com/pod-product-compliance
Ingram Content Group UK Ltd.
Pitfield, Milton Keynes, MK11 3LW, UK
UKHW020452230726
13925UKWH00005B/1886

9 782014 027433